皮肤病理疑难病例精选
——100 例黑素细胞肿瘤

DERMATOPATHOLOGY CONSULTATION
The 100 Most Challenging Melanocytic Lesions

原　著　Christine G. Lian，MD
　　　　George F. Murphy，MD
主　译　刘跃华
副主译　王　涛
译　者（按姓氏笔画排序）
　　　　王　涛　中国医学科学院北京协和医院
　　　　刘跃华　中国医学科学院北京协和医院
　　　　张时宇　中国医学科学院北京协和医院
　　　　徐晨琛　中国中医科学院广安门医院
　　　　韩大伟　广东省皮肤病医院

U0196686

北京大学医学出版社

PIFU BINGLI YINAN BINGLI JINGXUAN——100 LI HEISU XIBAO ZHONGLIU

图书在版编目（CIP）数据

皮肤病理疑难病例精选：100 例黑素细胞肿瘤 /
（美）克里斯汀·郭（Christine G. Lian）原著；刘
跃华主译 . —北京：北京大学医学出版社，2020.1
　书名原文：Dermatopathology Consultation-
the 100 Most Challenging Melanocytic Lesions
　ISBN 978-7-5659-2077-6

　Ⅰ . ①皮…　Ⅱ . ①克… ②刘…　Ⅲ . ①黑色素瘤-病案-分析
Ⅳ . ① R739.5

　中国版本图书馆 CIP 数据核字（2019）第 238920 号

北京市版权局著作权合同登记号：图字：01-2019-7213

Dermatopathology Consultation—The 100 Most Challenging Melanocytic Lesions，Christine G. Lian，George F.
Murphy，MD
Simplified Chinese translation copyright © 2019 by Peking University Medical Press.

皮肤病理疑难病例精选——100 例黑素细胞肿瘤

主　　译：刘跃华
出版发行：北京大学医学出版社（电话：010-82802495）
地　　址：（100191）北京市海淀区学院路 38 号　北京大学医学部院内
电　　话：发行部 010-82802230；图书邮购 010-82802495
网　　址：http://www.pumpress.com.cn
E - m a i l：booksale@bjmu.edu.cn
印　　刷：北京金康利印刷有限公司
经　　销：新华书店
责任编辑：王智敏　　责任校对：靳新强　　责任印制：李　啸
开　　本：889 mm×1194 mm　1/16　　印张：13.5　　字数：360 千字
版　　次：2020 年 1 月第 1 版　2020 年 1 月第 1 次印刷
书　　号：ISBN 978-7-5659-2077-6
定　　价：120.00 元

译者前言

哈佛大学医学院布莱根妇女医院皮肤病理项目组 George F. Murphy 及 Christine Guo Lian 教授从多年来收集的日常病理诊断或会诊其他医疗机构的疑难病例中，挑选出 100 例疑难黑素细胞增生病例，编写了《皮肤病理疑难病例精选——100 例黑素细胞肿瘤》一书呈现给读者。

书中每一例黑素细胞增生病例的内容都包括临床资料、临床/病理初步诊断、皮损病理描述、诊断及点评/建议。每个病例的系列病理图片采用会诊专家教住院医师或者研究生时口语化的描述方式，使人有身临其境参与会诊的感觉；最值得一提的是诊断后的点评/建议部分是本书的精华所在。在此部分作者对病例出现的特殊病理现象、难点加以分析、解释，答疑解惑。通过对 100 例疑难黑素细胞增生皮损的描述，几乎概括了在诊断黑素细胞增生疾病时会遇到的所有难点。通过此书的翻译，我们对黑素细胞增生疾病有了更深刻的认识，也期望此书能够提高皮肤科医师、病理科医师对于黑素细胞增生疾病组织病理的认识，进而提高诊断水平。

由于译者在黑素细胞增生疾病组织病理方面的水平有限，对本书的理解、认识不够深刻，尤其是一些新的黑素细胞增生疾病分类及概念也是初次接触，难免有翻译不准确，甚至错误之处，恳请专家、同道及读者不吝赐教，以便我们更正完善。

刘跃华

2018 年 10 月 10 日

原著前言

　　本书旨在提供和分享我们在哈佛大学医学院布莱根妇女医院皮肤病理会诊中心遇到的最棘手的黑色素肿瘤的诊断思路。我们每天都收到来自世界各地的皮肤病理同行、皮肤科和皮肤外科同道送来的疑难病例。送来的会诊病例需要我们提供诊断的原因很多：有些是病例介于良恶性之间的黑色素肿瘤；有些病例是良性黑色素肿瘤具有近似恶性病变的病理表现；也有提供会诊的医生，因其前所未见的黑色素肿瘤特殊类型，送来向我们咨询；也有一些病例，提供会诊的同道已经明确诊断，还需要请更有经验的专家确认；还有一些是患者自己，为寻求进一步治疗，或为预后考虑，要求更详细的诊断意见和建议。

　　本书用类似于模仿我们会诊和教学过程的"共同镜下观察"方式阐述了 100 个黑色素肿瘤的疑难病例。我们尽量把每个病例的一系列显微镜图片，按照从低倍到高倍的顺序排列，展示有助于诊断的典型特征。病例的图片真实反映了会诊病例的情况，有些带有"缺点和不足"，比如染色欠佳、组织挤压等；加上皮损本身，常常会增加得出正确诊断的难度。图片中关键的病理表现以箭头标注，模拟显微镜下使用的教学箭头。书中每套病理图片的配文，分为相应的数段，包括：临床资料；临床诊断；详细病理改变的描述；最终病理诊断；最后是点评 / 建议，在这部分简单讨论该病例的学术性以及临床意义。通过这样的方式，把我们针对疑难黑色素细胞皮损的会诊方法汇以成书，以飨读者。对于常见的炎症性疾病的诊治思路，临床上同样亟需，我们已着手准备类似的著作，敬请期待。

　　本书在编写过程中受到了皮肤病理同道的鼓励和支持。特别感谢北京协和医院的刘跃华教授和潘慧教授以及美国中华医学基金会驻华首席代表李文凯先生，从始至终给本书提供了巨大的帮助。数年来，无数同道寄给我们疑难病例——如古诗云：奇文共欣赏，疑义相与析——我们期待与大家一起探索黑色素肿瘤的发病机制，共同处理疑难病症。最后，感谢无数皮肤病患者，以及那些从事诊治疾病的临床皮肤病医生们，你们是本书的基础。衷心感谢所有帮助和支持我们的人，希望本书能对处理诊断日常工作中遇到的疑难病例有些许帮助。

Christine G. Lian，MD
George F. Murphy，MD
Boston，MA，USA，2019
（王涛　译　刘跃华　校）

目　录

总　论

恶性黑色素瘤（malignant melanoma，MM）是一种起源于黑素细胞的高度恶性的肿瘤，大多数原发于皮肤。恶性黑色素瘤患者人数正在以每年3%～5%的数量增加。根据2012年GLOBOCAN的统计数据，当年全世界范围内有232 000例新发病例，有55 000例患者死于黑色素瘤，欧洲和北美黑色素瘤的发病率为（8.6～13.8）/100 000，而东亚和东南亚地区的黑色素瘤发病率是（0.4～0.5）/100 000，这导致黑色素瘤在亚洲国家往往被忽视，而东亚和东南亚地区人口占全世界的1/3，所以黑色素瘤患者数量的绝对值非常巨大。而中国的黑色素瘤发病率在东亚地区排第五名，约为0.48/100 000[1-2]。中国522例黑色素瘤患者统计资料显示，Ⅲ期、Ⅳ期患者占所有黑色素瘤患者的37.9%，这两期患者的5年生存率仅为38.4%和4.6%，而Ⅰ期、Ⅱ期患者的5年生存率分别为94%和44%[3]。美国的数据显示，Ⅲ期和Ⅳ期的患者仅仅占8%和4%，其5年生存率则分别为Ⅲ期46.6%～69%，Ⅳ期5%～10%[1]。说明早期诊断对恶性黑色素瘤预后至关重要。因此，在早期诊断方面，包括我国在内的亚洲国家和欧美国家相比还存在一定的差距。中国临床肿瘤协会（Chinese Society of Clinical Oncology，CSCO）黑色素瘤专家组在2007年5月成立，到目前为止已经发表了2008、2009、2011、2013、2015、2017版的中国黑色素瘤诊疗指南，促进了中国黑色素瘤临床病理诊治的规范化和标准化。结合《CSCO中国黑色素瘤诊疗指南》《中国黑色素瘤规范化病理诊断专家共识（2017年版）》以及美国抗癌协会（American Joint Committee on Cancer，AJCC）和欧洲皮肤科学论坛（European Dermatology Forum，EDF）的指南，现将黑色素瘤的分型、病理诊断、病理报告书写等相关内容综述如下[2, 4-6]。

一、黑色素瘤的分型

结合临床和组织病理学表现，可将黑色素瘤分为四种经典类型：浅表播散型、恶性雀斑样型、结节型和肢端雀斑样型。而较为少见的组织病理学分型还包括结缔组织增生性恶性黑色素瘤、起源于蓝痣的黑色素瘤、起源于巨大先天痣的黑色素瘤、儿童黑色素瘤、痣样黑色素瘤、无色素性黑色素瘤、Spitz痣样黑色素瘤，以及上皮样型、气球样细胞型、梭形细胞型黑色素瘤等（黑素细胞性肿瘤的WHO最新分类详见表1）[7]。

根据遗传学背景，可将黑色素瘤分为慢性日光损伤型（主要突变基因为N-RAS突变，约占22%）、非慢性日光损伤型（主要突变基因为BRAF突变，特别是BRAF V600E突变，约占60%，其次为N-RAS突变，约占20%）、黏膜型和肢端型（主要突变基因为C-KIT突变，比例分别约为39%和36%）[2, 8-9]。我国常见的类型是肢端型，突变基因主要为C-KIT突变（约占全部肢端型的11.7%）[10]。根据突变基因分类可以指导分子靶向药物的治疗。

1. 浅表播散型：是白种人最常见的类型，约占70%，常常起源于色素痣或皮肤色素沉着的部位，好发于背部或女性下肢，可能与间断的过度日晒有关。本型黑素细胞常常呈上皮样，特点为表皮内Paget样扩散。

2. 恶性雀斑样型：在白种人中约占10%，好

表 1　WHO 皮肤黑素细胞肿瘤临床病理分类

间歇性曝光部位的黑素细胞肿瘤	低级别慢性日光损伤型恶性黑色素瘤（浅表播散型恶性黑色素瘤） 单纯黑子和雀斑样黑素细胞痣 交界痣、复合痣和皮内痣 发育不良痣 斑痣 特殊部位的痣（乳房、腹股沟、头皮和耳） 晕痣 Meyerson 痣 复发痣 深部穿通痣和黑素细胞肿瘤 色素性上皮样黑素细胞肿瘤 联合痣，包括联合性 BAP-1 非激活性痣 / 黑素细胞肿瘤
慢性曝光部位的黑素细胞肿瘤	恶性雀斑样痣 结缔组织增生性黑色素瘤
Spitz 肿瘤	恶性 Spitz 肿瘤（Spitz 样黑色素瘤） Spitz 痣 色素性梭形细胞痣（Reed 痣）
肢端黑素细胞肿瘤	肢端黑色素瘤 肢端痣
生殖器及黏膜黑素细胞肿瘤	黏膜黑色素瘤（生殖器、口腔、鼻腔） 生殖器部位痣
起源于蓝痣的黑素细胞肿瘤	起源于蓝痣的黑色素瘤 蓝痣和细胞蓝痣 蒙古斑 太田痣和伊藤痣
起源于先天痣的黑素细胞肿瘤	起源于巨大先天痣的黑色素瘤 先天性黑素细胞痣 发生于先天性黑素细胞痣的增生性结节
眼黑素细胞肿瘤	葡萄膜黑色素瘤 结膜黑素细胞上皮内瘤变 / 原发性获得性色素沉着 结膜痣
结节性、痣样和转移性黑色素瘤	结节型恶性黑色素瘤 痣样黑色素瘤 转移性黑色素瘤

（来源：Elder DE，Massi D，Scolyer RA，et al. WHO classification of skin tumours ［M］. 4th Edition. Lyon：1ARC Press，2018：65-150）

发于中年人曝光部位，早期表现为形状不规则的色素斑，易误诊。组织学表现为恶性的黑素细胞呈黑子样增生。

3. 肢端雀斑样型：是白种人最少见的类型，仅占 5%，然而，此种类型却是亚洲人最常见的类型，亚洲人所有黑色素瘤中约占 58%。此型发病与紫外线关系不大。常见于手掌、足跟、甲床及黏膜部位。本型肿瘤细胞多呈梭形或上皮样，特点为基底层恶性的黑素细胞呈黑子样或巢状增生。

4. 结节型：在白种人中约占15%，可发生于任何部位和年龄，表现为迅速增大的色素性结节（有时也可表现为无色素性结节），本型高度恶性、生长迅速、浸润较深。本型多位于真皮，特点为真皮内结节状或弥漫性恶性黑素细胞增生[11]。

二、常用组织学术语

1. Breslow 厚度：用目镜测微器直接测量，从表皮颗粒层至肿瘤浸润的最深处的垂直距离，如果存在溃疡形成，则从溃疡底部开始测量。

2. Clark 分级：共分5级，用来描述肿瘤浸润的深度。Ⅰ级：肿瘤局限于表皮（原位恶性黑色素瘤）；Ⅱ级：肿瘤浸润真皮乳头层但尚未填满乳头层；Ⅲ级：肿瘤充满真皮乳头层；Ⅳ级：肿瘤浸润真皮网状层；Ⅴ级：肿瘤浸润皮下脂肪组织。

3. 水平生长期：皮肤黑色素瘤发展的早期阶段，肿瘤一般局限于表皮内，呈横向（水平方向）扩散。

4. 垂直生长期：皮肤黑色素瘤发展的中晚期阶段，黑色素瘤进入真皮并纵向发展，真皮内出现大于表皮内黑素细胞巢的肿瘤细胞团块，可见有核丝分裂象。

5. 黑子样增生：表皮基底层的单个黑素细胞增生，可散在分布也可连续性分布，见于良恶性黑素细胞性肿瘤。

6. Paget 样扩散：黑素细胞单个散在或呈巢状分布于表皮全层，显著的 Paget 样扩散一般见于皮肤黑色素瘤。色素痣偶见局限性 Paget 样扩散。

7. 微卫星灶：显微镜下转移灶，不与主体病变相连，常邻近或位于主体病变下方真皮、皮下组织或管腔内有直径 > 0.05mm 的肿瘤病灶，微卫星灶距离主体病变应 > 0.3 mm。

8. 退行性变：组织学的退行性变一般包括淋巴细胞浸润、黑素细胞减少或消失、噬黑素细胞反应、真皮纤维化和表皮萎缩等一系列机体对黑色素瘤的反应。目前其意义存在争议。

9. 肿瘤浸润淋巴细胞：在肿瘤之间浸润、破坏肿瘤细胞巢的淋巴细胞，可分为活跃、不活跃和缺乏3种状态，当肿瘤浸润淋巴细胞较多时提示预后良好。

10. 溃疡形成：肿瘤上方表皮缺失，是仅次于肿瘤厚度的独立预后因素。

11. 前哨淋巴结：肿瘤发生淋巴转移的第一站淋巴结，不同部位的黑色素瘤有相应的前哨淋巴结。

三、病理报告书写格式

组织病理学报告中目前必须包括的内容为肿瘤的临床及组织学分型、肿瘤的厚度（Breslow 厚度）、是否有溃疡、每平方毫米核丝分裂率、微卫星灶、切缘情况。同时，还可包括 Clark 分级、生长方式（水平生长期、垂直生长期）、是否有退行性变、是否有肿瘤浸润淋巴细胞、有无淋巴管内瘤栓、是否侵犯血管及神经等。此外，必要时还需行免疫组化染色及分子检测等以明确诊断及指导进一步治疗（病理报告书建议格式见图1）。

1. 每平方毫米核丝分裂率：最新的指南建议计数"热点"部位（核丝分裂最多的区域）每平方毫米的核丝分裂数。

2. 切缘情况：组织病理边缘是否存在肿瘤细胞，切缘是否干净与下一步治疗紧密相关。

3. 是否侵犯血管及神经：肿瘤侵犯血管包括3种形式，即肿瘤细胞位于管腔内、紧贴于管壁上和围绕血管分布但不破坏管腔，均提示预后不良。

4. 免疫组化指标：常用的黑素细胞特征性标记物包括 S-100、SOX-10、Melan-A、HMB45、MITF 等。其中 S-100 敏感性高但特异性低，Melan-A 及 HMB45 特异性较高但敏感性不一，故需要结合 2～3 个标志物综合判断。同时 Ki-67 增生指数和 Cyclin D1 可以辅助判断肿瘤的良恶性。

5. 分子标记：黑色素瘤基因检测可以协助鉴别诊断，并协助靶向治疗药物的选择，包括 *BRAF* 基因（特别是 *BRAF V600E*）突变、*NRAS* 基因突变和 *C-KIT* 基因突变、*PDGFRA* 基因突变和 *BRAF* 融合基因等。

附件　皮肤黑色素瘤病理诊断报告书建议格式

标本类型	□切取活检　□环钻活检　□削刮活检　□其他类型活检（具体：_____）
	□切除标本　□再次切除或扩大切除　□其他类型切除（具体：_____）
	□前哨淋巴结　□区域淋巴结　□其他类型淋巴结（具体：_____）
肿瘤来源	□原发　□术后复发　□转移
发生部位	
肿瘤大小	____mm×____mm×____mm
厚度	□____mm（精确到 0.1 mm）□至少____mm（精度到 0.1 mm，适用于活检标本）
溃疡	□有　□无
Clark 分级	□Ⅰ级　□Ⅱ级　□Ⅲ级　□Ⅳ级　□Ⅴ级　□至少____级（适用于活检标本）
核分裂象	____个 /mm^2
生长期	□水平生长期　□垂直生长期
组织学类型	□肢端雀斑样型　□结节型　□表浅播散型　□恶性雀斑样型　□其他（具体：_____）
切缘情况	侧切缘：
	□无（切缘距浸润性肿瘤最近距离____mm，切缘距原位肿瘤最近距离____mm）
	□有（切缘病变类型：□浸润性肿瘤　□原位肿瘤）□难以判断（原因：_____）
	基底切缘（仅适用于浸润性肿瘤）：
	□无（切缘距浸润性肿瘤最近距离____mm）□有（切缘病变类型：□浸润性肿瘤　□原位肿瘤）
	□难以判断（原因：_____）
肿瘤浸润淋巴细胞	□无　□有但不活跃　□活跃
血管淋巴管侵犯	□有　□无
神经侵犯	□有　□无
退化现象	□有　□无
微卫星转移灶	□有　□无
淋巴结	前哨淋巴结：共检出____枚，其中____枚有转移
	区域淋巴结：共检出____枚，其中____枚有转移
免疫组织化学	
备注	其他需要特殊说明的情况

注：基因突变检测情况及 FISH 检测结果等可另附报告

图 1　皮肤黑色素瘤病理报告书建议格式
（来源：《中国黑色素瘤规范化病理诊断专家共识（2017 年版）》）

参考文献

［1］Chang JW，Guo J，Hung CY，et al. Sunrise in melanoma management：Time to focus on melanoma burden in Asia. Asia Pac J ClinOncol. 2017，13（6）：423-427.

［2］Guo J，Qin S，Liang J，et al. Chinese Guidelines on the Diagnosis and Treatment of Melanoma（2015 Edition）. Chin ClinOncol. 2016，5（4）：57.

［3］Mei H，Chuanliang C，Lu S，et al. Clinical presentation，histology，and prognoses of malignant melanoma in ethnic Chinese：A study of 522 consecutive cases. BMC Cancer，2011，11（1）：85.

［4］Gershenwald JE，Scolyer RA2，Hess KR，et al. Melanoma staging：Evidence-based changes in the American Joint Committee on Cancer eighth edition cancer staging manual.

CA Cancer J Clin，2017，67（6）：472-492.

［5］ Garbe C，Peris K，Hauschild A，et al. Diagnosis and treatment of melanoma. European consensus-based interdisciplinary guideline-Update 2016. Eur J Cancer，2016，63：201-217.

［6］《中国黑色素瘤规范化病理诊断专家共识（2017年版）》编写组.中国黑色素瘤规范化病理诊断专家共识（2017年版）.中华病理学杂志，2018，47（1）：7-13.

［7］ Elder DE，Massi D，Scolyer RA，et al. WHO classification of skin tumors WHO Classification of Tumours，4th Edition. Paris：IARC，2018.

［8］ Whiteman D C，Pavan W J，Bastian B C. The melanomas：a synthesis of epidemiological，clinical，histopathological，genetic，and biological aspects，supporting distinct subtypes，causal pathways，and cells of origin. Pigment Cell Melanoma Res，2011，24（5）：879-897.

［9］ Pinkel D. Somatic activation of KIT in distinct subtypes of melanoma. Journal of Clinical Oncology Official Journal of the American Society of Clinical Oncology，2006，24（26）：4340-4346.

［10］ Kong Y，Si L，Zhu Y，et al. Large-Scale Analysis of KIT Aberrations in Chinese Patients with Melanoma. Clin Cancer Res，2011，17（7）：1684-1691.

［11］ 陈浩、张经纬、孙建方.规范书写皮肤恶性黑色素瘤组织病理报告.中华皮肤科杂志，2015，（9）：599-601，602.

（徐晨琛　综述　刘跃华　审校）

病例 1　早期交界 Reed 色素性梭形细胞痣的上皮样亚型

临床资料

病史：患儿，女性，3 岁，左臀部一个"不规则褐色斑疹"，出生即存在。

临床诊断：非典型痣？良性痣？黑色素瘤？

描述

首先进行低倍镜下观察，真皮浅层明显色素失禁，强烈提示非典型性皮损消退的可能性。然而，高倍镜下显示交界部位少量含色素的黑素细胞增生，呈黑子样排列，局灶性形成不规则的细胞巢。有很明显的向角质形成细胞转运色素现象，此现象有时被误认为 Paget 样扩散。需要注意的是，真皮致密的纤维化，有别于真正的免疫消退部位出现的更加疏松、水肿性纤维化，也不同于发育不良痣基质中典型的胶原纤维板层状堆积改变。富含色素的噬色素细胞有时形似上皮样蓝痣细胞，也即所谓的动物型黑色素瘤细胞，有时需要借助免疫组化进行鉴别。

诊断

高度符合早期交界性 Reed 色素性梭形细胞痣的上皮样亚型。

点评 / 建议

本例皮损并不常见。该皮损较小、对称，富含色素，然而比典型皮损见到的表皮成分更少，且真皮噬黑素细胞成分异常丰富，是最接近 Reed 痣的一个亚型。布莱根妇女医院免疫组化染色显示表皮（交界处）黑素细胞 MART-1 和 SOX-10 染色阳性。PU.1 染色显示吞噬色素的组织细胞阳性。

除了上文列出的鉴别诊断（部分可能导致过度诊断和过度治疗）外，本例皮损还阐明了另一个关于黑素细胞生物学行为的有趣现象：相对年轻的痣细胞可以产生格外丰富的黑色素。本例早期且含丰富色素的皮损发生在 3 岁女童。许多先天性痣在出生时颜色非常深。并且，在复发性痣现象中（见病例 13）痣细胞受到深层瘢痕组织释放的诱导因子刺激，快速重新出现，这些痣细胞特征性富含色素。我们的经验是，由黑素细胞皮损产生的大量色素通常导致非典型性假象，必须排除一个黑色皮损对心理的影响，谨慎寻找真正的核异型性改变。

真皮乳头层明显的色素失禁

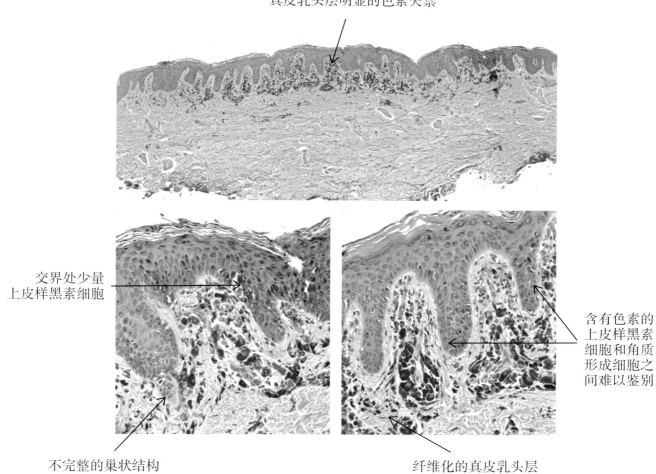

交界处少量
上皮样黑素细胞

含有色素的
上皮样黑素
细胞和角质
形成细胞之
间难以鉴别

不完整的巢状结构

纤维化的真皮乳头层

病例 2　　　原位黑色素瘤

临床资料

　　病史： 患者，男性，25 岁，右上背部一个不典型黑素细胞皮损。

　　临床诊断： 非典型 Spitz 痣？黑色素瘤？

　　转诊病理医生意见： 非典型复合 Spitz 痣，在复合 Spitz 痣基础上出现浅表浸润性黑色素瘤，浸润性黑色素瘤具有 Spitz 样及梭形细胞成分。

描述

　　中央复合成分的较表浅区域为大的非典型上皮样细胞组成的痣样结构，更深部浸润区域由重度非典型的、每平方毫米最多有 2 个核丝分裂的小细胞 / 梭形细胞组成。尽管表浅成分和对应的"Spitz 样"表皮增生具有痣样特征，但交界部位的巢大而不规则，且伴有散在的 Paget 样细胞，符合原位黑色素瘤。或许最令人担心的部分是深部浸润模式，表面上类似非典型 Spitz 肿瘤，但实际却由具有致密、深染核的细胞所组成。如果粗略观察，此类皮损极具欺骗性，其潜在的侵袭性特点只有在高倍镜仔细观察才会清楚地展现。因此，在评估此类皮损时，对于所有不寻常的黑素细胞皮损，要用一切可用的倍数镜头进行仔细观察，才是符合标准的做法。

诊断

　　伴有广泛 Paget 样扩散的重度非典型复合黑素细胞增生，至少符合原位黑色素瘤，浅表播散型；距切缘较近（0.8 mm）。

点评 / 建议

　　由于 HMB-45 染色阴性，及 Ki-67 标记指数低，故暂不诊断为少见的痣样黑色素瘤垂直生长成分（大于 2.0 mm，Ⅳ级）。尽管如此，此类皮损至少应被视作在监视分类中的未确定恶性潜能的黑素细胞肿瘤（MELTUMP）。同样地，作者还推荐进行进一步的切除、仔细的筛查（包括考虑前哨淋巴结活检）以及密切定期随访。

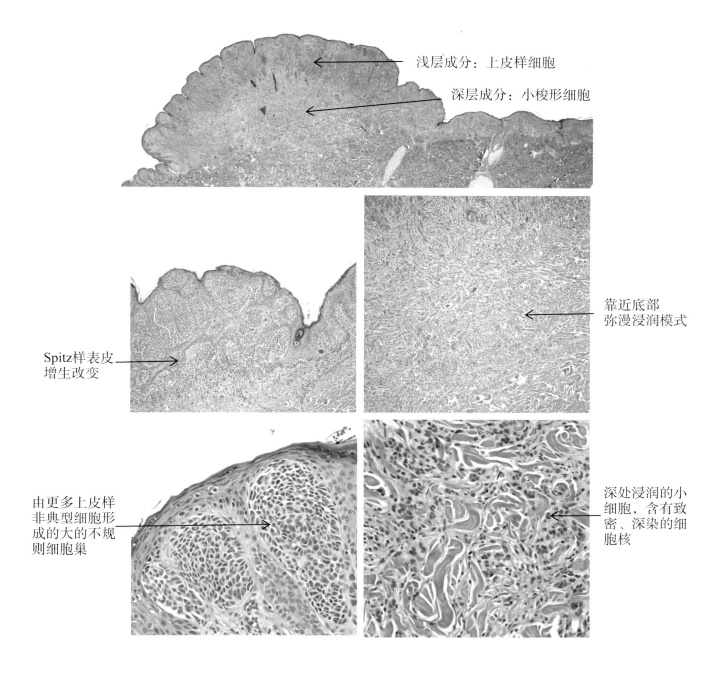

浅层成分：上皮样细胞

深层成分：小梭形细胞

Spitz样表皮
增生改变

靠近底部
弥漫浸润模式

由更多上皮样
非典型细胞形
成的大的不规
则细胞巢

深处浸润的小
细胞，含有致
密、深染的细
胞核

病例 3　　　结缔组织增生性黑色素瘤

临床资料

病史：患者，男性，67 岁，逐渐增大的右眼皮损。

临床诊断：附属器肿瘤，梭形细胞增生。

描述

在皮肤病理学中最难诊断的皮损之一即是本例皮损，以及 Spitz 样、痣样恶性黑素细胞肿瘤。即使低倍镜就可注意到肿瘤周围淋巴细胞结节样聚集，这是诊断本病的关键。还应该注意到，沿真表皮交界处小而深染的黑素细胞稀疏但明确的黑子样增生。真皮中有大量形态相对正常的梭形细胞，其 SOX-10 染色阳性。有趣的是，S-100 染色很浅（以神经末梢为内对照）。一条重要的诊断线索是在真皮的浸润成分中出现轻微的核深染以及核轮廓成角。这些并不是反应性间叶细胞胞核的特点。此类皮损常被误诊为炎性瘢痕、皮肤纤维瘤、神经纤维瘤以及梭形细胞增生，当活检组织过于局限或活检不满意时尤甚。仔细观察发现不寻常的结节状淋巴样浸润，以及梭形细胞成分轻微的核深染，才能够最大程度降低误诊。

诊断

高度符合结缔组织增生性黑色素瘤，浸润至解剖 V 级，深度约 2.9 mm。

点评 / 建议

本例皮损少见。清晰的交界处原位雀斑样黑色素瘤成分，有多处明确的向真皮浅层浸润的过渡区。其下方成分由多种胖梭形细胞组成，伴有显著的淋巴组织细胞炎性反应。然而，不同程度深染的核且核成角的细胞呈束状浸润至真皮网状层以及浅层脂肪。布莱根妇女医院加做免疫组化显示，部分梭形细胞 S-100 染色呈弱阳性，SOX-10 也呈阳性，结合 MART-1 和 HMB-45 染色阴性，进一步证实了结缔组织增生性黑色素瘤的诊断。

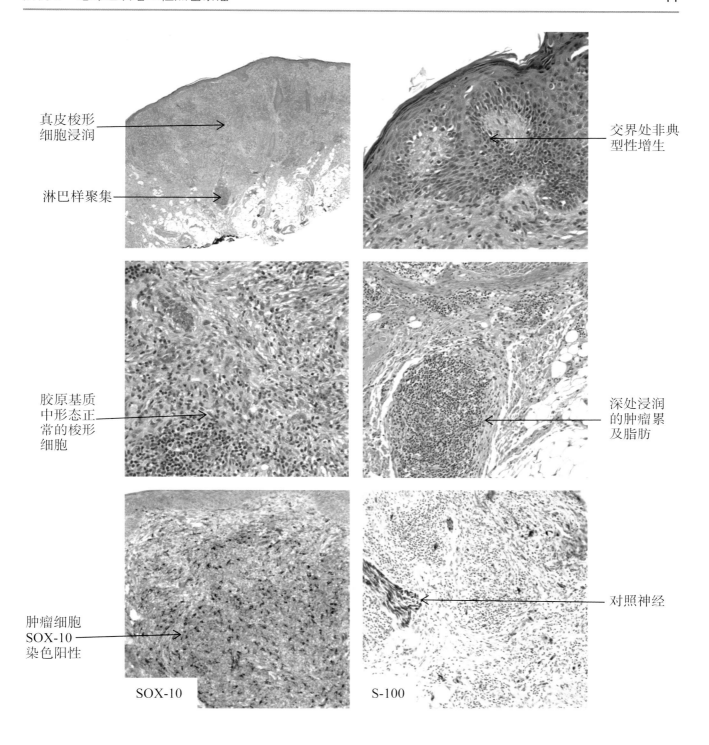

真皮梭形
细胞浸润

淋巴样聚集

交界处非典
型性增生

胶原基质
中形态正
常的梭形
细胞

深处浸润
的肿瘤累
及脂肪

肿瘤细胞
SOX-10
染色阳性

SOX-10

S-100

对照神经

病例 4　伴有 Spitz 样细胞形态的重度非典型复合黑素细胞增生

临床资料

病史：患者，女性，18 岁，左小腿缓慢生长的粉红色坚实结节近 1 年。

临床诊断：Spitz 痣，Spitz 样黑色素瘤待除外。

描述

低倍镜扫视下，皮损显著对称。然而，进一步在高倍镜下显示广泛明显的组织结构和细胞学非典型性。结构紊乱，具有沿真表皮交界处随机生成的结构不良的和融合的细胞巢，以及活跃的淋巴样免疫反应。虽然这些细胞表面上很像 Spitz 痣细胞，但它们的核含粗糙凝聚的异染色质，且核膜厚、不规则、有成角改变。这些表现必须与 Spitz 痣加以对比，后者的核染色质颗粒精细、分布均匀，且核膜薄、均一、平滑。下半部分皮损的核丝分裂象也具警示特征，即本肿瘤兼有痣亚型与黑色素瘤的杂合特点，不能归入非典型 "痣"中。此类皮损宜按照最坏的可能（即一种相对较薄的黑色素瘤）进行处理。

诊断

伴有 Spitz 样细胞形态的重度非典型复合黑素细胞增生，距切缘处最近约 1.0 mm。

点评 / 建议

本例皮损复杂且罕见。切片显示一个梭形和上皮样复合黑素细胞肿瘤，具有显著非典型性、多形性、不规则核轮廓以及凝聚 / 粗糙的染色质模式。尽管低倍视野皮损结构类似伴有晕痣样免疫反应的 Spitz 痣，但其细胞学非典型程度超过了大多数 Spitz 痣，并且其结构已经与发育不良痣有所重叠。青少年及成年人中此类皮损尤其难以分类。因此，我们认为，此类皮损最好归入界限类分类（非典型 Spitz 肿瘤）。虽然此类皮损一般没有转移潜能，但若切除不彻底则可能出现复发或局部侵袭。所以，充分的切除（推荐切缘约 0.5 ～ 1.0 cm）和随访，预后良好。

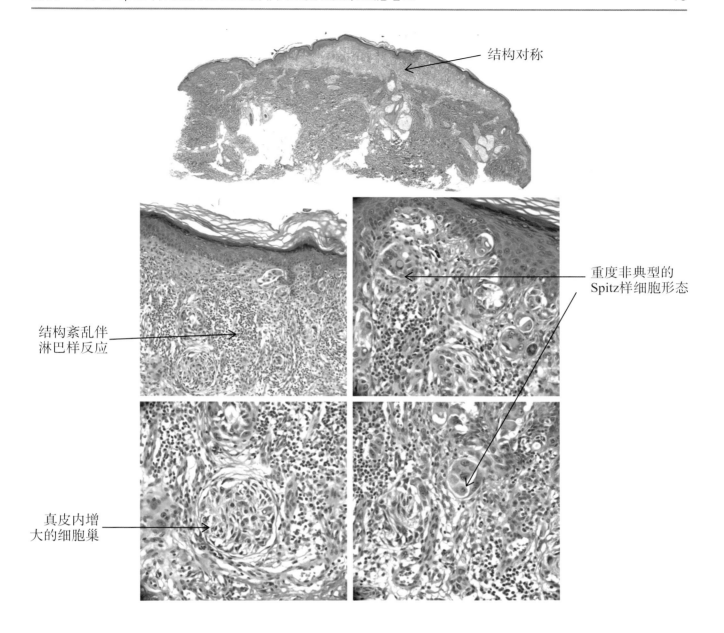

结构对称

重度非典型的
Spitz样细胞形态

结构紊乱伴
淋巴样反应

真皮内增
大的细胞巢

病例 5   伴核丝分裂活性的主要真皮痣

临床资料

　　病史：患者，女性，33 岁，右乳下方皮损。

　　临床诊断：发育不良性复合痣。

描述

　　首先本例皮损形似一个普通的真皮痣，证据是其细胞成熟，且无非典型性。然而，每一个类似皮损都应该仔细观察其核丝分裂活性。这是因为大多数良性痣（Spitz 痣的浅表成分除外）通常无核丝分裂象。在本例皮损中，包括深部，都不难观察到核丝分裂，而随着真皮深度下降，细胞体积缩小是其成熟的证据。这个特点提高了痣样黑色素瘤的可能性，但缺乏一致的非典型性。对于类似病例，谨慎寻找额外信息，如妊娠，在普通痣中妊娠与核丝分裂增多相关。还要注意的是，

浅表细胞巢增大形成微结节是妊娠期痣的另一个特点。

诊断

　　伴核丝分裂活性的主要真皮痣。

点评 / 建议

　　作者同意这例其他方面正常的普通痣出现了较多的核丝分裂。此类皮损的生物学特征尚未得到充分研究。对于女性患者，此类皮损与妊娠有关。根据作者个人经验，受损伤的痣和经受免疫攻击的痣（如晕痣）有时也变得核丝分裂活跃。尽管整体的组织结构以及细胞学能让人放心，但本例皮损的成因尚不清楚。就像对待任何非寻常的痣一样，推荐谨慎地完全切除。

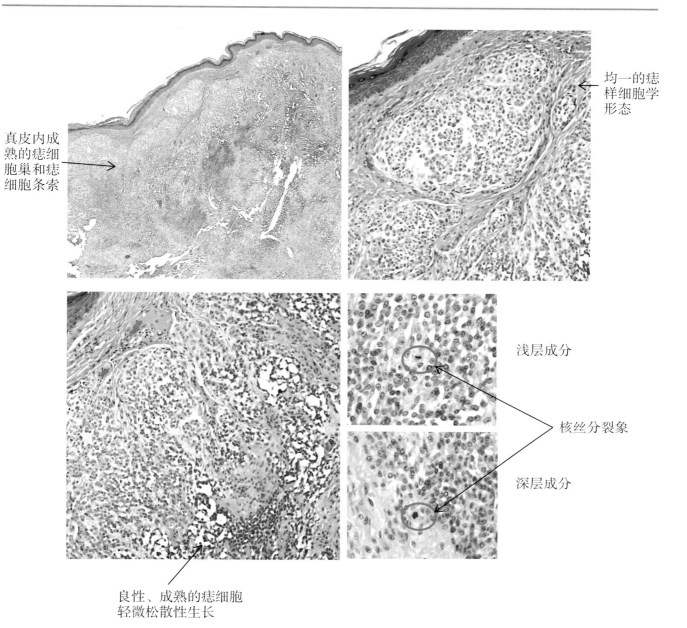

真皮内成熟的痣细胞巢和痣细胞条索

均一的痣样细胞学形态

浅层成分

核丝分裂象

深层成分

良性、成熟的痣细胞轻微松散性生长

病例 6   肢端黑色素瘤

临床资料

　　病史：患者，女性，39 岁，右足单发皮损。

　　临床诊断：黑色素瘤。

描述

　　切片显示一个肢端皮肤上相对对称的复合性黑素细胞肿瘤。高倍镜下表皮增厚伴皮突向下延长。交界处成分由一致的非典型上皮样黑素细胞雀斑样和局灶融合的巢状增生组成。尽管可以观察到 Paget 样扩散，但不及通常见到的浅表播散性黑色素瘤亚型的明显。有透角质层黑素清除，弥漫分布于鳞屑中。这与肢端痣的透角质层清除不一致，典型的肢端痣具有散在的"烟囱"样模式。高倍镜充分显示增生细胞具有一致的非典型性：细胞核增大，核膜增厚且局灶性不规则，核仁明显、居中、嗜酸性。真皮成分也有一致的非典型性，并伴有片状淋巴样浸润和噬黑素细胞。尽管只有 II 级（非致瘤性）浸润，但总浸润深度达到 1.0 mm。明显增大的 Breslow 厚度是由于肢端黑色素瘤−雀斑样亚型特征性表皮增厚所致。

诊断

　　恶性黑色素瘤，浸润深度 1.0 mm，解剖 II 级；边缘无黑色素瘤浸润。

点评 / 建议

　　本例皮损相对对称和 Paget 样细胞及明显的黑子样结构可以诊断肢端黑色素瘤。肢端黑色素瘤有时很难与肢端痣鉴别。更复杂的是肢端痣常常表现结构非典型性。然而，一个重要的鉴别特征是在黑色素瘤增生的细胞中可以见到一致的高度细胞学非典型性。

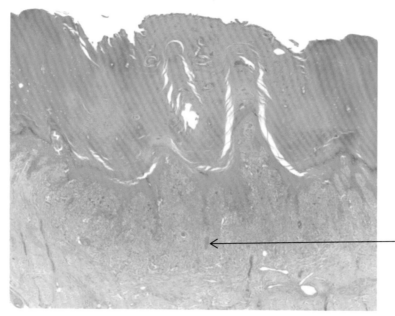

伴有不同程度表皮
增生的黑素细胞成分

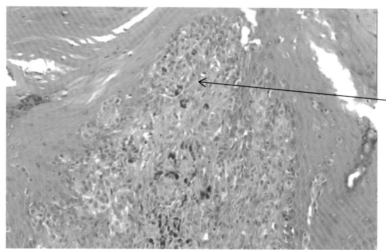

非典型交界处成分
连续替代基底层

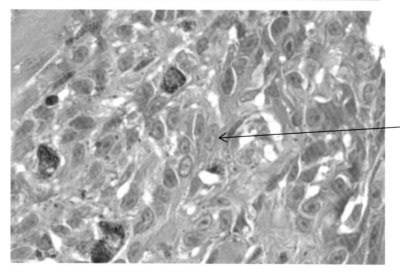

黑色素瘤细胞
具有一致的高
度非典型性

病例 7　　伴假成熟现象的恶性黑色素瘤

临床资料

　　病史：患者，男性，51 岁，躯干右前下方皮损。

　　临床诊断：非典型黑素细胞增生。

描述

　　切片显示一个相对对称的复合性黑素细胞肿瘤。低倍镜下扫视，沿真表皮交界处明显弥漫生长，真皮肿瘤成分呈巢状位于纤维性基质中。高倍镜下，在一个融合结构中出现散在的交界处细胞巢，其上方的表皮中小簇的和单个 Paget 样细胞。真皮浅表乳头层可见细胞学相似的细胞形成的小巢，但是其下方的细胞巢由明显更小的痣样黑素细胞组成。在更高倍镜下，交界处黑素细胞广泛的细胞学非典型性。细胞呈上皮样，胞质相对丰富，胞核增大，核膜增厚，染色质粗糙凝聚，核仁局灶可见。同样地，虽然在紧密相邻的真皮乳头层内细胞形态相似，但皮损更深部分却由更小的成巢细胞组成。然而，尽管这些更小的细胞首先具有痣细胞外观，但是细胞核拥挤在巢中，致密深染并伴有核成角。而且，浅层的广泛非典型上皮样成分与深部的更具痣样特征细胞之间有明显的过渡形态。所以，浸润性真皮成分应解释为出现黑色素瘤内假成熟或"小细胞分化"。由于表皮层没有明显增厚，因此其厚度小于 0.7 mm，但皮损的 Clarke 分级较高。

诊断

　　恶性黑色素瘤，浸润至 0.63 mm，解剖 IV 级；边缘受累。

点评 / 建议

　　本例伴有假成熟的浅表播散性黑色素瘤，必须与起源于皮损底部相关残余痣的黑色素瘤进行鉴别。在这方面，上文的细胞学和结构特点是有帮助的，作者最近发表的一篇论文用表观遗传学 DNA 羟甲基化 5- 羟甲基胞嘧啶（5-hmC）作为新的生物标记物可能对这一挑战更有帮助。

　　参考文献：Lee JJ，Cook M，Mihm MC，Murphy GF，Lian CG. Loss of the epigenetic mark, 5-Hydroxymethylcytosine，correlates with small cell/nevoid subpopulations and assists in microstaging of human melanoma. Oncotarget，2015，6（35）：7995-8004.

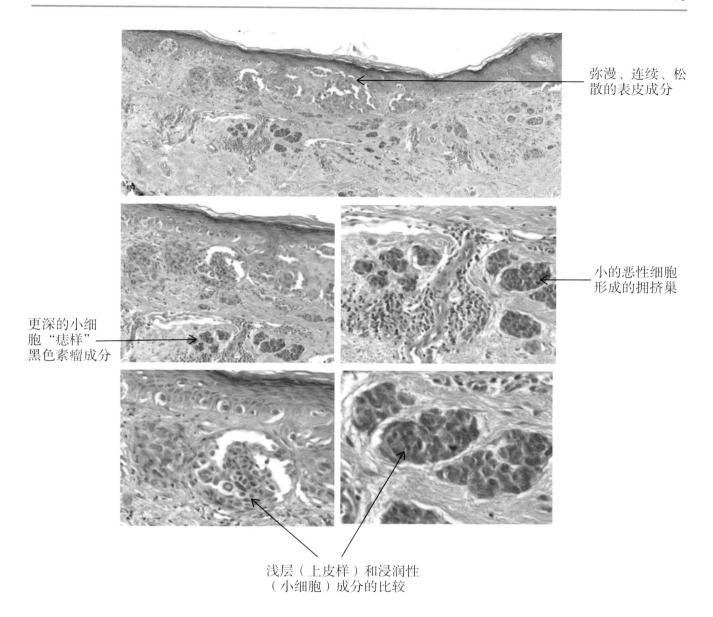

弥漫、连续、松散的表皮成分

小的恶性细胞形成的拥挤巢

更深的小细胞"痣样"黑色素瘤成分

浅层（上皮样）和浸润性（小细胞）成分的比较

病例 8　　来源于已存在痣的恶性黑色素瘤

临床资料

　　病史：患者，男性，60 岁，左侧颈部"色素痣"，初步诊断为"非典型黑素细胞增生"，2 次会诊诊断为黑色素瘤。

　　临床诊断：非典型良性痣？黑色素瘤？

描述

　　本例不寻常的黑色素瘤具有多种明确的组织结构和细胞学特点。低倍镜下，色素含量不一的复合黑素细胞肿瘤，伴有细胞学人工现象、纤维化及淋巴样浸润区域。在高倍镜下，连续性、局灶融合的、一致的非典型黑子样交界处成分，符合原位黑色素瘤。下方的真皮成分不寻常，其广泛非典型性浸润细胞显示显著的胞质黑素化。然而结构上存在融合性浸润生长并缺乏细胞成熟。浸润性成分的一侧为淋巴细胞，而另一侧为黑素细胞，提示一侧是活跃的 / 进行性的，另一侧是陈旧性免疫消退。皮损的色素性浸润成分延伸至真皮浅部网状层，位于很符合痣细胞的小细胞成分上方，皮损可能就是来源于此。

诊断

　　恶性黑色素瘤，伴有局灶性消退，至少浸润至 0.8 mm，解剖 Ⅲ / Ⅳ 级；扩展至组织边缘。

点评 / 建议

　　本例应当与底部存在小细胞 / 痣样假成熟的浸润性黑色素瘤（病例 7）进行比较和对比。需要注意的是，皮损中含色素较少的痣样细胞与真皮上方较大的上皮样浸润性黑色素瘤细胞是明显不同的。高倍镜下这些细胞缺乏明显的非典型性，因此它们是两种不同的细胞群，而不是来自于明确的黑色素瘤成分而表现逐渐过渡型的细胞群。这是用以鉴别伴有假成熟的浸润性黑色素瘤和来源于已存在痣的黑色素瘤的一个重要区别。这一病例，把这个同时具有活动性（淋巴细胞丰富）和陈旧性（黑素细胞性）免疫消退的实例呈现给读者。

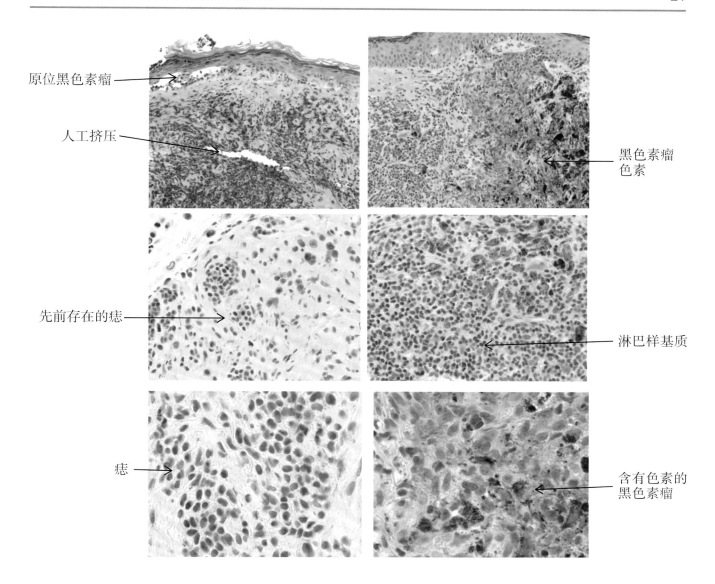

原位黑色素瘤

人工挤压

先前存在的痣

痣

黑色素瘤色素

淋巴样基质

含有色素的黑色素瘤

病例 9   硬化性 Spitz 痣

临床资料

　　病史： 患者，女性，29 岁，右侧大腿单发色素性皮损。

　　临床诊断： 支持 Spitz 痣。

描述

　　低倍镜下显示一个对称肿物，具有真皮细胞浸润并伴硬化和其上方表皮增生的特征。高倍镜下观察到肿瘤细胞浸润并插入真皮浅中层增宽的胶原束间。需要注意的是，皮损没有扩张性、"推挤性"或破坏性结构。在更高倍镜下，极少或无交界处成分。浅表部位真皮肿瘤细胞具有丰富的双染性（粉-紫色 / 灰色）胞质和不同程度增大的核，核含有明显的居中核仁。虽然偶见非典型性细胞，但多数细胞还是具有薄的、平滑、一致的核膜以及细颗粒状、分布均匀的染色质模式。这种胞核是 Spitz 痣的典型特征，即便是在皮损上半部分可见核丝分裂象的前提下，缺乏均一的非典

型性的特点也能坚定地排除黑色素瘤。需要强调的是，随着真皮深度下降，细胞在胶原束间细条索状浸润，并且随着深度的增加，细胞体积也逐渐变小。这个成熟证据是良性皮损的另一个特征。此类皮损的下半部分特征性地无核丝分裂象。

诊断

　　伴局灶非典型性的上皮样和梭形真皮黑素细胞增生，高度符合硬化性 Spitz 痣；边缘扩展至 **0.9 mm** 以内。

点评 / 建议

　　本例是一个 Spitz 痣的硬化性亚型的典型病例。此类皮损特征是主要位于真皮内，呈对称性，并有成熟现象。尽管几乎不存在生物学侵犯过程，但诊断成人 Spitz 痣时仍要始终保持谨慎。因此，描述性诊断比诊断右侧近端非浸润性 Spitz 痣更合适。处理此类皮损总是谨慎地完全切除方式，以避免局部残留和（或）复发。

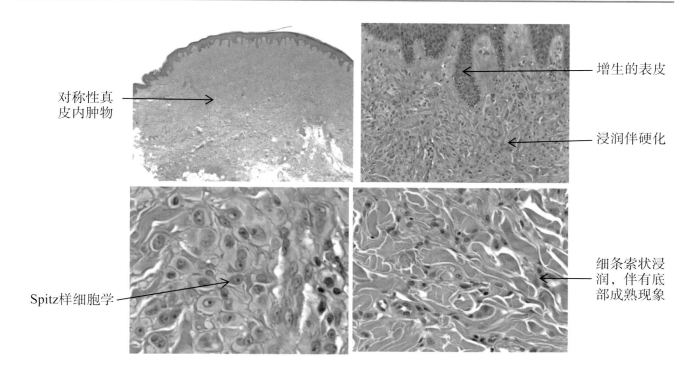

对称性真
皮内肿物

增生的表皮

浸润伴硬化

Spitz样细胞学

细条索状浸
润，伴有底
部成熟现象

病例 10 重度非典型黑子样、巢状和 Paget 样表皮内黑素细胞增生

临床资料

病史：患者，女性，38 岁，右足跖前端单发黑素细胞皮损。

临床诊断：肢端交界黑素细胞增生。

描述

本例皮损是一个肢端浅表色素性肿物的部分活检标本。低倍镜显示真表皮交界处结构欠规则的、局灶性融合的黑素细胞巢，伴有浅表真皮乳头层淋巴样浸润。在高倍镜下，构成大量细胞巢的色素细胞，其核大、异染色质凝集，核仁可见。局灶性 Paget 样扩散并且部分区域内很活跃。在其他区域，非典型细胞呈黑子样分布，虽然在基底细胞层区域是非连续性分布，但是偶有细胞巢形成，由色素更少、体积更小、相对的无核特点的痣样细胞组成。免疫反应有点不寻常，即对钉突顶端增生的黑素细胞显示一种界面细胞毒性反应。

诊断

重度非典型黑子样、巢状和 Paget 样表皮内黑素细胞增生的一部分。

点评 / 建议

处理一个潜在非典型肢端色素性皮损的部分标本时，始终应当谨慎行事。标本显示两种混合的细胞成分：更具交界痣样的细胞和更大的、成巢、黑子样、Paget 样分布的更具上皮样的细胞。然而部分此类上皮样细胞改变可能与年龄有关，并且特殊部位（肢端皮肤）也导致某些结构非典型性，非 Spitz 痣样 / 上皮样细胞核特征包括核膜增厚、成角，染色质凝集，表皮内细胞巢大小、形态不均一、松散且结构紊乱，这些都提示显著的重叠性发育不良。实际上，类似皮损可能向早期肢端雀斑样原位黑色素瘤方向发展，因此需要进行完全切除。

随机清除的坏
死Paget样细胞

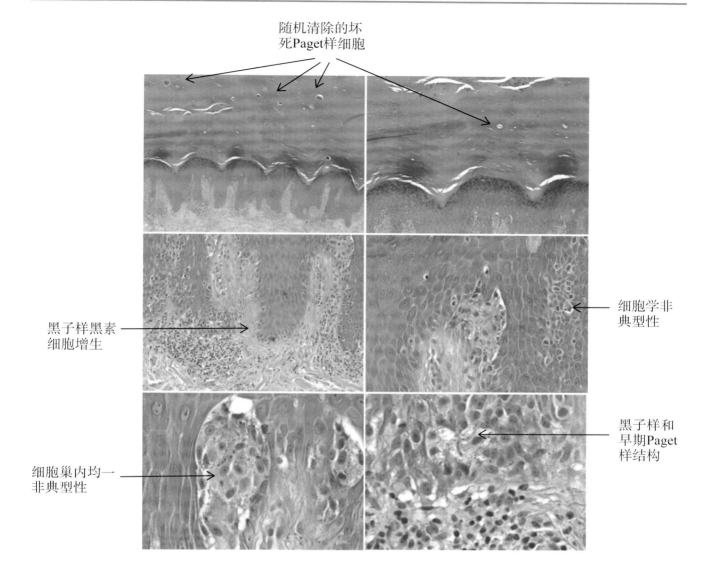

黑子样黑素
细胞增生

细胞学非
典型性

细胞巢内均一
非典型性

黑子样和
早期Paget
样结构

病例 11　具有非典型性和 Spitz 样特征的真皮黑素细胞增生

临床资料

病史：患者，女性，22 岁，右臀部"颜色斑驳斑块"数年。

临床诊断：恶性黑色素瘤待除外。

描述

削切活检标本显示真皮浅中层块状不均匀的黑素细胞增生，并伴有不同程度的表皮增生。高倍镜下，大部分瘤细胞局限于纤维化的真皮中，并融合成巢或索。许多增生细胞外形呈圆胖和梭形，同时伴有片状黑素细胞浸润和间质血管增多。尽管随深度成熟现象不完全，但细胞学特征稍微消除些顾虑，即许多细胞呈现"Spitz Lloyd"形态，最突出的特征是细胞胞质丰富，呈双染性，细胞核呈一致的圆形和椭圆形，包含精细颗粒状染色质，通常核仁明显、位于中央。核丝分裂活性不明显，Ki-67 染色进一步证实了本特征。

诊断

具有非典型性和 Spitz 样特征的真皮黑素细胞增生。

点评 / 建议

Spitz 痣亚型常发生于青年及中年女性下肢。虽然 Spitz 痣常显示非典型性特征，但绝大部分 Spitz 痣在生物学上都不是恶性的。本例的表现不常见，特殊之处在于其块状结构和随深度出现的不完全成熟灶。如本书之前病例中所强调的这部分内容，Spitz Lloyd 黑素细胞肿瘤即使发生在青年人，其分类也是出了名的困难。谨慎地完全切除是理想的治疗手段。

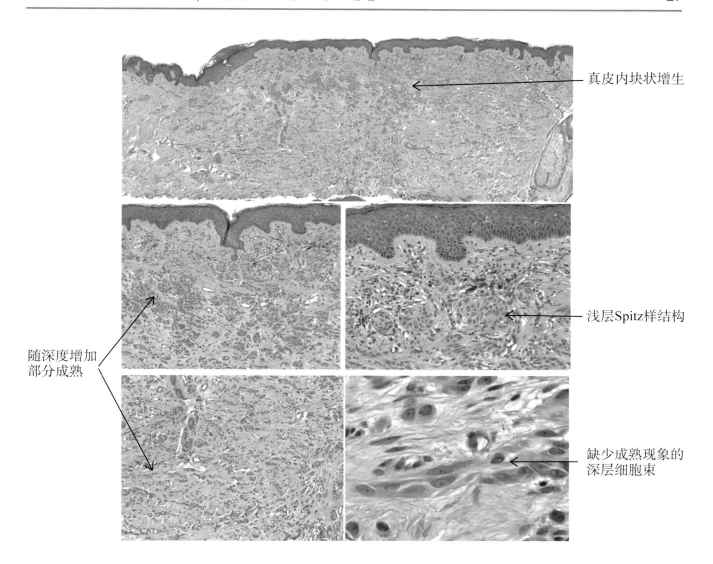

真皮内块状增生

浅层Spitz样结构

随深度增加
部分成熟

缺少成熟现象的
深层细胞束

病例 12 具有重度细胞学非典型的主要真皮黑素细胞增生

临床资料

病史：患者，男性，54 岁，左侧腹部单发皮损。

临床诊断：皮内 / 结缔组织增生性 Spitz 痣。

描述

低倍镜下显示皮损由相对对称的增生细胞组成，细胞位于真皮乳头层和浅部网状层。高倍镜下显示交界处成分为乏色素性圆胖的上皮样至梭形细胞组成的不规则细胞巢，非连续性分布。皮损细胞埋入纤维间质，呈局灶性丛状模式。细胞学上，细胞核非典型性，但并不均一。细胞核不同程度的增大，染色质粗糙、凝聚，核轮廓成角。噬色素细胞混合在相关的间质成分中。虽然皮损相对表浅，但皮损显示极少的成熟。然而，核丝分裂活性却不明显。

诊断

具有重度细胞学非典型的主要真皮黑素细胞增生。

点评 / 建议

本例属于一类描述不清、记载不详的非典型主要真皮黑素细胞肿瘤。该组的特征是不规则细胞巢，不同程度的非典型上皮样细胞丛状生长，间质纤维化和噬色素细胞。因为存在巨噬细胞成分、上皮样细胞形态、非典型性和丛状生长模式，许多此类皮损类似深部穿通痣的表浅型。作者曾见过几例具有更加非典型性和更多的核丝分裂象，并认为这些病例具有侵袭性生长的潜能。此外，像在此描述的仅有较不明显非典型性的病例被认为具有一些生物学上消退的潜能。因此，强烈建议完全切除皮损后定期随访。

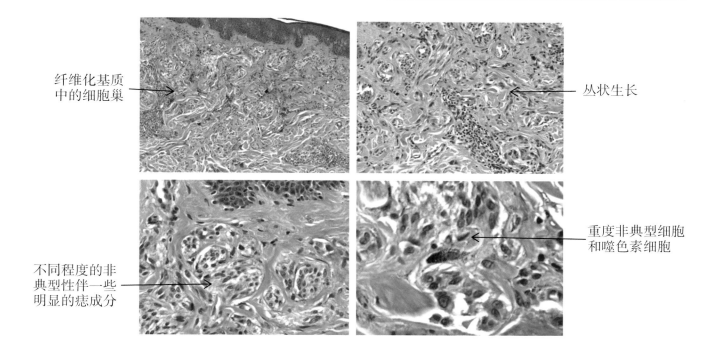

纤维化基质
中的细胞巢

丛状生长

不同程度的非
典型性伴一些
明显的痣成分

重度非典型细胞
和噬色素细胞

病例 13　　与下方瘢痕相关的中心区域细胞及结构非典型黑子样复合痣

临床资料

　　病史：患者，女性，36 岁。鼻部及右面颊局限性浅表肿胀、包块或肿块。

　　临床诊断：复合黑素细胞增生。

描述

　　用中倍镜聚焦在皮损中心区域能最好地观察到本例活检标本的关键所在。表皮同时具有黑子样增生和 Paget 样增生，细胞呈上皮样细胞形态，并且核深染程度不一及核成角。初看这种结构以及相关的细胞非典型性考虑原位恶性黑色素瘤的可能性。然而，其下方显示明显的纤维化和片状淋巴细胞浸润。尤其是这种纤维化与插入其中的成纤维细胞和肌成纤维细胞呈水平排列，这种纤维–纤维化在非典型性表皮成分和其下方因挤压的人工现象及过度染色所致变得部分模糊的皮内痣成分之间形成三明治结构。表皮内非典型性在交界处突然消失，此处将真皮纤维化与正常的浅表真皮胶原分开。

诊断

　　与下方瘢痕相关的中心区域细胞及结构非典型黑子样复合痣。

点评 / 建议

　　这是一例由瘢痕组织诱发的黑素细胞非典型性增生的病例。有几个原因导致该患者出现非典型性细胞。36 岁的个体可能出现与年龄相关的上皮样细胞改变；同时，鼻部皮肤的交界处黑素细胞常可出现无意义的上皮样非典型性增生（此部位的基底细胞癌中常可偶发黑素细胞非典型性）；结构和细胞学非典型性的最重要原因是紧密相连区域瘢痕组织的存在。事实上，诊断这种诱导变化的重要线索是纤维化与其上方非典型性空间上紧密相连（称为复发痣现象），非典型性在交界处突然消失，此处使纤维化与毗邻的正常真皮分离。以上改变在更高倍镜下可能与原位恶性黑色素瘤无法区分，提示空间和组织学背景的重要性。生物学上认为此种增生至少与生长因子的产生有一定的关系，比如 c-kit，在瘢痕组织中，在典型的这种纤维化反应上方发生改变的表皮内刺激新痣形成及黑素细胞增生。

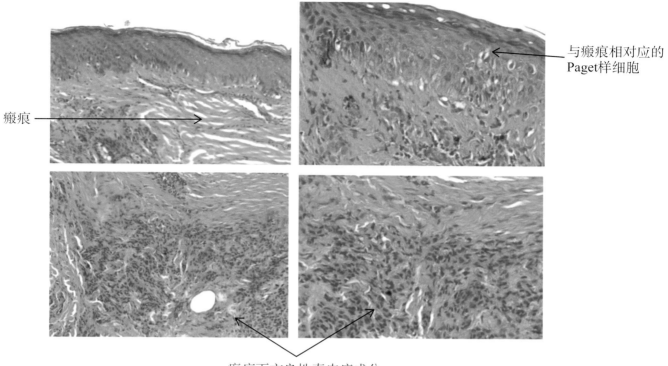

瘢痕

与瘢痕相对应的
Paget样细胞

瘢痕下方良性真皮痣成分

病例 14   重度非典型复合 Spitz 样黑素细胞肿瘤

临床资料

病史：患者，男性，27 岁，左肩前侧切除的一个皮损。

临床诊断：发育不良性 Spitz 痣？非典型复合 Spitz 样增生？ Spitz 样黑色素瘤（可能来源于发育不良性 Spitz 痣）？

描述

低倍镜下，在真皮浅、中层斑块样成巢的黑素细胞增生。高倍视野观察，沿真表皮交界处非连续巢状和黑子样非典型黑素细胞增生，及低水平 Paget 样扩散的肿瘤细胞巢呈灶状嵌入胶原基质。这些细胞核成角、弥漫深染，胞质灶状丰富、纤细、蓝灰色。尤其应该注意，皮损底部很少或没有成熟现象。偶见 Kamino 小体，未见核丝分裂象。

诊断

伴表皮内和真皮内成分重度非典型复合 Spitz 样黑素细胞肿瘤；延伸至组织边缘。

点评 / 建议

这显然是一例疑难病例。皮损由胖梭形和上皮样黑素细胞排列成不规则的细胞巢组成，细胞巢包埋于纤维基质中。相对缺乏成熟现象和表皮内成分的结构非典型性都值得关注。但是，皮损中可见灶性 Kamino 小体，缺乏核丝分裂，表皮中也没有明确的原位黑色素瘤。因此，这样的皮损没有完全满足恶性黑色素瘤的诊断标准。尽管如此，这类皮损还是应当谨慎对待，完全切除后密切随访。对于类似的界限类皮损，我们倾向于将其归类为未确定恶性潜能的黑素细胞肿瘤（MELTUMP）。对于此类黑素细胞肿瘤的自然病史的了解还很有限。最近的资料显示这类肿瘤很少转移，多数在不完全切除后仅有局部侵袭性生长。

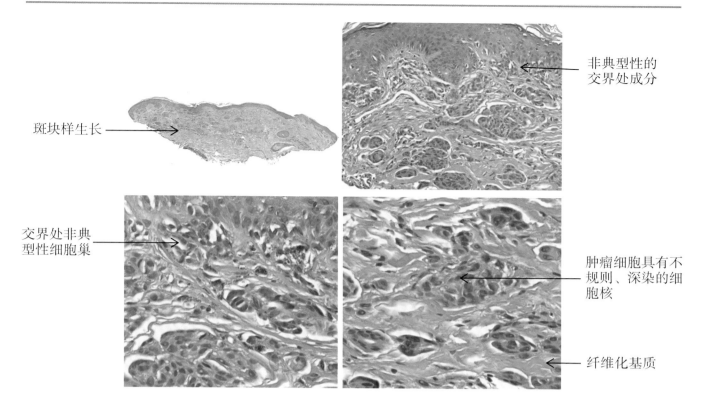

斑块样生长

非典型性的
交界处成分

交界处非典
型性细胞巢

肿瘤细胞具有不
规则、深染的细
胞核

纤维化基质

病例 15　　复合 Spitz 痣

临床资料

　　病史：患儿，男性，5 岁，右膝部一个不规则深色丘疹。

　　临床诊断：Spitz 痣。

描述

　　标本是用削切活检法取自膝部，因此，具有此解剖部位典型的表皮不规则增生。低倍及中倍镜下，真皮浅、中层大上皮样细胞形成的巢证实黑素细胞增生。尤其是在高倍镜下，形成这些巢的细胞胞质丰富、淡粉蓝色及核具特征性。细胞核背景染色质类型是精细颗粒状，具有明显的核仁，核膜薄、均匀、光滑。偶见低水平 Paget 样细胞。即使皮损位置相对表浅，皮损底部细胞形成稍微更小的细胞巢，这些细胞巢的直径比更表浅的细胞巢的直径更小。因此，皮损总体是一个对称的上皮样黑素细胞增生，细胞有序地在细胞巢中排列，这些细胞巢随真皮深度而成熟。

诊断

　　复合 Spitz 痣。

点评 / 建议

　　皮损结构对称、显示成熟现象，符合 Spitz 痣上皮样亚型。Spitz 痣可以是单纯上皮样细胞增生、混合上皮样细胞和梭形细胞增生或以梭形细胞增生为主，这对于认识 Spitz 痣是非常重要的。诊断基于皮损结构对称和组成皮损的绝大多数细胞出现经典的细胞学特征。该病例与病例 14 作对比是很有意思的。病例 14 也表现为斑块状 Spitz 痣样细胞增生。然而病例 14 是以均一不规则细胞核轮廓和粗糙凝聚、弥漫深染染色质为特点，但本例在细胞学水平上则截然不同。也许最明显的区别在于本例的细胞核特征，即精细颗粒状染色质围绕在明显的核仁周围以及均匀、薄、光滑的核膜。无论 Spitz 痣的细胞是上皮样还是梭形的，这些细胞核的特点是特征性的，并且对确定正确诊断具有很大帮助。

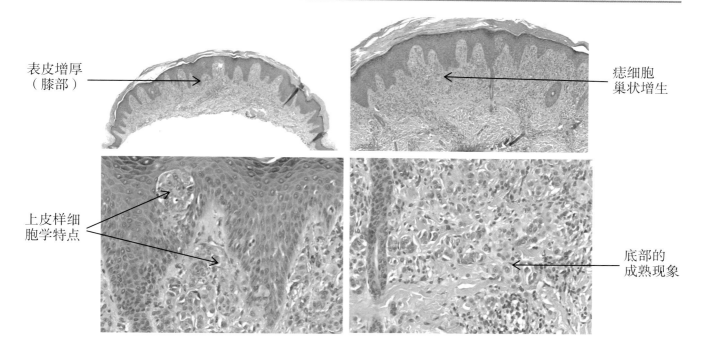

表皮增厚
（膝部）

痣细胞
巢状增生

上皮样细
胞学特点

底部的
成熟现象

病例 16　　结节型恶性黑色素瘤

临床资料

　　病史：患者，女性，59 岁，背部单发皮损。

　　临床诊断：黑色素瘤待排除。

描述

　　本例皮损有 2 张切片。低倍镜下，上面的切片中有密集淋巴细胞浸润。下面的切片表现为一个圆顶状肿物，由相对淡染的细胞组成。高倍镜下，该皮损由淋巴细胞及混合较大淡染的组织细胞组成。无交界处黑素细胞增生。但是，在淋巴细胞较为丰富的切片中淋巴细胞分布在大的非典型上皮样黑素细胞之间。同样地，也无原位黑色素瘤或者表皮起源肿瘤的证据。但是，真皮内黑素细胞具有明显的非典型性，细胞核轮廓明显不规则，一个至数个核仁，以及粗糙凝聚的染色质模式。因此，这些上皮样细胞明显是恶性的。MART-1 免疫组织化学染色进一步确认了该肿物的黑素细胞来源。

诊断

　　恶性黑色素瘤，浸润至 1.4 mm 深，解剖Ⅳ级。

　　注：其他特性包括：

亚型	结节型
表皮内成分	大部分缺乏
垂直生长期	有
溃疡形成	无
消退现象	无
核丝分裂率	1/mm^2
肿瘤相关浸润淋巴细胞	不活跃的 / 浸润性
血管 / 淋巴管侵犯	未见明确侵犯
显微卫星灶	不能充分评估
细胞类型	上皮样 /Spitz 样

点评 / 建议

　　本例结节型黑色素瘤很有趣，因为它似乎展现了主动免疫消退的不同阶段。真皮内结节性增生的边缘处可见上皮形成领圈状，由此可知皮损正在快速生长。大量淡染的组织细胞样细胞并混有淋巴细胞的切片可能是一个黑色素瘤细胞被免疫反应几乎清除干净的区域。另一个可见大量淋巴细胞和淡染的间变样恶性细胞的切片，符合 Spitz Lloyd 黑色素瘤亚型，伴有主动浸润性淋巴样免疫反应。在某种程度上，这种浸润性淋巴胞反应让人联想到在晕痣中见到的现象。由于分级报告中对于活跃的（brisk）淋巴样反应的诊断标准要求肿瘤下缘连续带状淋巴细胞，而本例被认为是"不活跃的"（non-brisk），其支持点是淋巴细胞已浸润到肿瘤内。在一些评价体系中，肿瘤中出现浸润性淋巴细胞比肿瘤结节周围聚集淋巴细胞预后更好。

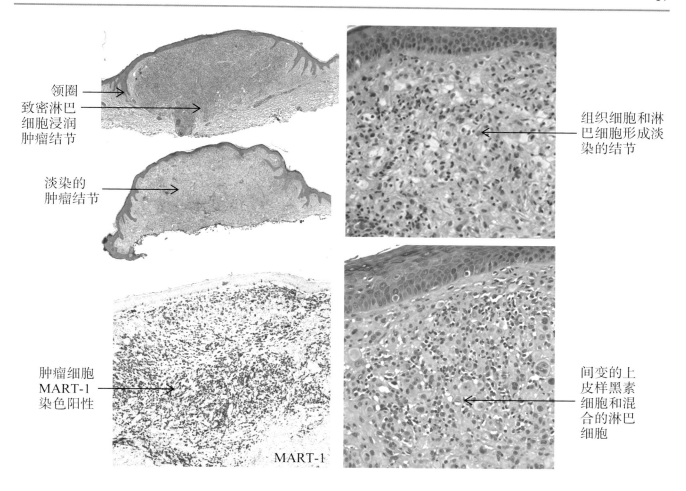

领圈

致密淋巴
细胞浸润
肿瘤结节

淡染的
肿瘤结节

组织细胞和淋
巴细胞形成淡
染的结节

肿瘤细胞
MART-1
染色阳性

MART-1

间变的上
皮样黑素
细胞和混
合的淋巴
细胞

病例 17　　　未确定恶性潜能的黑素细胞肿瘤

临床资料

　　病史：患者，女性，26岁，上背部单发棕色丘疹。

　　临床诊断：Spitz 痣。

描述

　　这位年轻女性背部皮损显示真皮浅层相对表浅的上皮样黑素细胞增生。需要注意的是，此削切活检标本低倍镜下略显不对称的斑块状淋巴样浸润。中倍镜下，斑块状淋巴样浸润及其与成巢不良的上皮样成分的关系更清晰。无明显的交界处或者表皮内成分。高倍视野下，形成皮损的上皮样细胞胞质丰富、呈蓝–粉色，具有 Spitz 样的细颗粒状特征。核仁增大，细胞核大小不一。但是，不规则增厚的核膜和明显凝聚的异染色质值得注意。此外，皮损底部的成熟现象不够完全。

诊断

　　伴有重度非典型性的主要真皮内黑素细胞增生的一部分（至少应诊断为未确定恶性潜能的黑素细胞肿瘤）。

点评 / 建议

　　该皮损的鉴别诊断包括炎性斑块样 Spitz 痣，非典型 Spitz 肿瘤 / 界限类黑素细胞性皮损，以及 Spitz 样黑色素瘤。虽然 Spitz 痣可能具有明显的炎症，但此特点不包含本例所显示的显著细胞非典型性。重度非典型性的真皮成分无疑增大了 Spitz 样黑色素瘤的可能性。但是，相对缺乏高核丝分裂率及原位黑色素瘤生长模式，这些不支持 Spitz 样黑色素瘤的诊断。因此，余下的诊断只有非典型 Spitz 肿瘤 / 界限类黑色素瘤。在实际工作中，作者把这类皮损诊断为未确定恶性潜能的黑素细胞肿瘤。虽然该皮损不能完全满足黑色素瘤的诊断标准，但是应担心包括不对称的免疫反应、底部不完全甚至缺失成熟现象，以及较深的真皮成分中少见的核丝分裂象等特征。作者一般建议类似的皮损至少切除 1 cm 的切缘，临床上应当密切随访。目前尚无令人信服的数据支持对此类皮损进行前哨淋巴结活检。

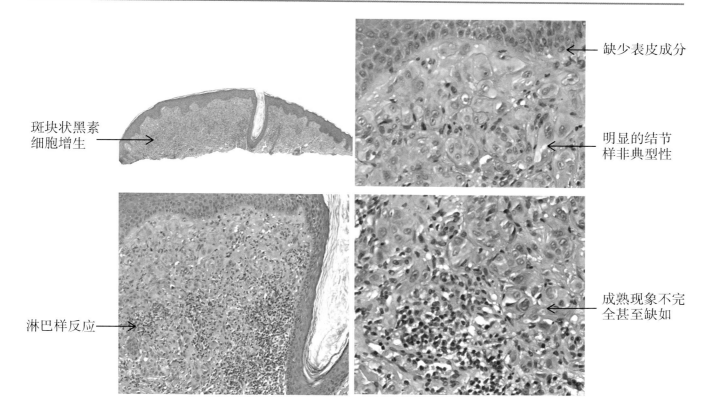

斑块状黑素
细胞增生

淋巴样反应

缺少表皮成分

明显的结节
样非典型性

成熟现象不完
全甚至缺如

病例 18　　早期交界 Reed 色素性梭形细胞痣

临床资料

　　病史：患者，女性，27 岁，左臀部皮损。

　　诊断：Spitz 痣。

描述

　　本例微小的皮损位于真皮浅层和沿真表皮交界处，并且在低倍镜下，皮损主要表现为真皮浅层带状分布的噬黑素细胞。在高倍视野下可以确认，黑色素带由噬黑素细胞浸润和真皮乳头层纤维化所组成。虽然黑素细胞成分非常少，但在高倍镜下可以清楚地看到，其由胖梭形和上皮样黑素细胞混合而成，核仁明显，具有精致的染色质分布形式，核膜薄且均匀。偶尔可见低水平 Paget 样细胞。

诊断

　　早期交界 Reed 色素性梭形细胞痣。

点评 / 建议

　　本例皮损虽然很微小，但它代表了形成 Reed 色素性梭形细胞痣的早期发展阶段。诊断的线索包括在纤维化的真皮乳头层明显的噬黑素细胞沉积而没有消退证据，以及交界处有胞质内粗糙黑素颗粒的 Spitz 样细胞增生。这些细胞的胞核具有特征性外观：明显的核仁被精细的染色质颗粒所围绕，核膜光滑均匀。这些特点进一步确认了其 Spitz 样特性。这类皮损被认为是 Spitz 痣的浅表亚型，产生色素的能力很强。它们通常发生于较年轻患者的肢体，女性腿部较常见。鉴别诊断包括发育不良痣，及消退样免疫反应致色素失禁的黑色素瘤。需要更进一步解释的是出现低水平 Paget 样细胞，该特点常见于 Spitz 痣和其他痣亚型，比如肢端痣。然而，痣中出现的 Paget 样增生一般局限在更靠近皮损中心的区域，而非明显增生界限的外周和边缘。此类皮损最好完全切除并包含窄的切缘，以防止局部残留和（或）复发。当在前次切除造成的瘢痕组织背景下再出现异常的痣细胞时，诊断会变得更加困难。

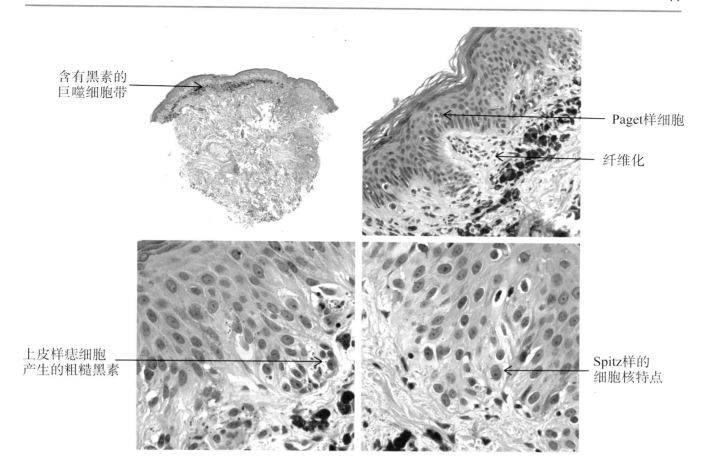

含有黑素的
巨噬细胞带

Paget样细胞

纤维化

上皮样痣细胞
产生的粗糙黑素

Spitz样的
细胞核特点

病例 19　　复合结膜痣

临床资料

病史：患者，女性，15 岁，左眼结膜切除皮损。

临床诊断：结膜痣。

描述

低倍镜下显示结膜及结膜下组织中细胞性色素肿物弥漫浸润。高倍镜下进一步观察，结膜上皮最底层略显松散的黑素细胞增生。增生沿结膜上皮和结膜下交界处呈局灶连续性分布。首先警惕结膜上皮内的生长模式以及其下方组织内片状生长模式。但是，我们可以看到，黑色素主要在浅表成分中产生，较深的细胞中无黑色素产生，提示成熟现象。而且，组织越深，细胞的直径就越小。细胞核呈圆形至卵圆形，未见核丝分裂象或明显的核仁。本例皮损中一个不寻常的特点是痣成分中出现局灶性色素性树突，这可能代表着皮损内出现蓝痣细胞。

诊断

符合复合结膜痣，伴有显著色素合成，可能混有蓝痣成分。

点评 / 建议

诊断结膜痣常常很困难。这主要是因为大多数病理学家对其评估是相对经验性的，以及它们在这一特定的解剖部位所表现的特殊结构。但是，核丝分裂不活跃、成熟现象证据确凿的皮损一般是良性的。在本例中，削切活检使得难以确定切除是否充分。由于未见非典型细胞，因此，合理的处理方式是监测色素复发，希望皮损已被完全去除。

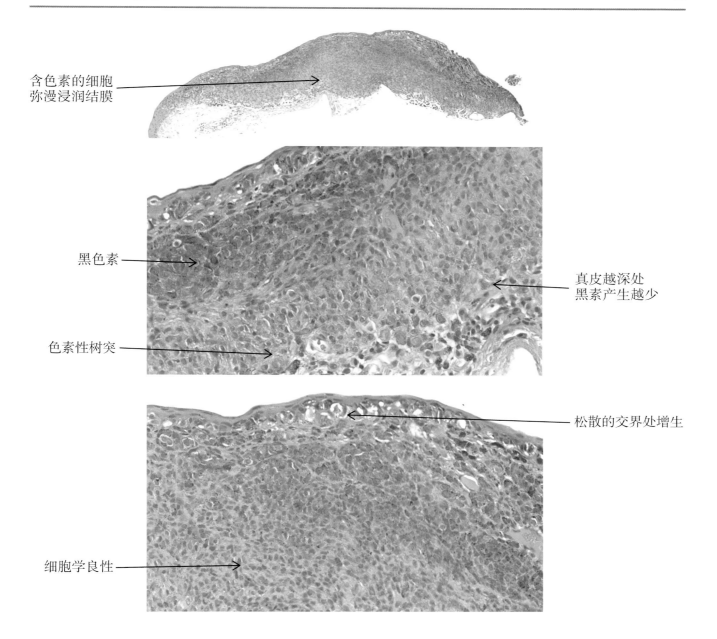

含色素的细胞
弥漫浸润结膜

黑色素

真皮越深处
黑素产生越少

色素性树突

松散的交界处增生

细胞学良性

病例 20 Spitz 样恶性黑色素瘤

临床资料

病史：患者，男性，61 岁，右大腿单发皮损。

临床诊断：Spitz 痣，Spitz 样黑色素瘤。

描述

低倍镜下，皮损相对不对称，并且呈现出一条扩张性的下缘，紧邻并压缩网状真皮胶原。在高倍镜下，见到显著的内生性表皮增生，这种特征在 Spitz 痣也可见到。增生的细胞既不成巢，也不成束，而是在表皮层融合聚集。这些聚集的细胞内部松散，Spitz 痣一般见不到这种特点，典型的 Spitz 痣细胞巢和细胞束与邻近的角质形成细胞间可见裂缝样间隙。在细胞学上，形成肿瘤的细胞有均匀的非典型性，形似 Spitz 痣细胞。这些细胞的核仁明显，胞质呈粉-灰色。但是，核膜明显增厚，许多细胞核周围出现粗糙凝聚的异染色质。有与皮损相关的浸润性淋巴样反应，是提示皮损具有潜在的生物学侵袭性的又一个生物标志。

诊断

恶性黑色素瘤，浸润至 1.8 mm 深，解剖 Ⅲ 级；延伸至水平边缘 0.7 mm 内。

注：其他特征包括：

亚型	浅表播散型
表皮内成分	有
垂直生长期	有
溃疡形成	无
消退现象	无
核丝分裂率	$0/mm^2$
肿瘤相关浸润淋巴细胞	不活跃
血管 / 淋巴管侵犯	未见
显微卫星灶	未见
细胞类型	上皮样
前驱皮损	未见

点评 / 建议

本例展示了均匀且高度的细胞学非典型性，足以诊断为 Spitz 样黑色素瘤。此诊断与患者的年龄相一致，因为实际上在此年龄段从不出现具有特征性组织学表现的 Spitz 痣皮损。

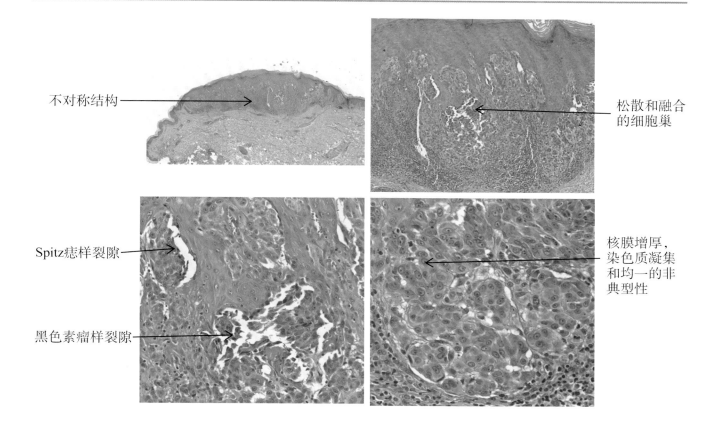

不对称结构

松散和融合
的细胞巢

Spitz痣样裂隙

黑色素瘤样裂隙

核膜增厚，
染色质凝集
和均一的非
典型性

病例 21　　　重度非典型主要真皮黑素细胞增生

临床资料

病史： 患者，男性，14 岁，胸部皮损。

临床诊断： 考虑非典型梭形和上皮样痣？更高级别不良增生皮损待除外？

描述

本切片显示真皮浅中层一个相对对称的楔形增生。在高倍镜下，肿瘤弥漫浸润，在较为中心处呈大片状生长，在边缘部位的胶原束间形成细胞条索，边缘处也可见到淋巴样聚集。更高倍视野下显示皮损内随机分布明显非典型性和有缺陷的成熟灶。非典型性表现为明显增大的细胞核和明显聚集的异染色质模式。也可见包裹小的真皮神经灶。免疫组化染色显示增生指数相对较低。

诊断

重度非典型主要真皮黑素细胞增生（未确定恶性潜能的黑素细胞肿瘤，MELTUMP）。

点评 / 建议

这是一个疑难病例。虽然患者很年轻，可以考虑诊断 Spitz 痣的一种硬化性亚型，但本例中也存在若干值得关注的特点，包括不良的成熟灶以及随机分布但明显的细胞学非典型性。另一个不寻常的改变是肿瘤周边出现片状淋巴细胞，这一改变常见于结缔增生性黑色素瘤晚期，包绕真皮小神经分支的现象提高了局部侵袭性生长潜能的可能性。因此，本例皮损不能诊断为 Spitz 痣的一个亚型。但也不满足黑色素瘤的诊断标准。所以，该皮损属于界限类（MELTUMP）分类。推荐边缘处再扩切 0.5 ~ 1.0 cm。总的来说，该年龄组出现此类皮损，其预后大体较好。就这一点而言，在儿童和青少年中，即使 Spitz 样黑色素瘤，甚至局部淋巴结受累者，都倾向于出现良性表现。

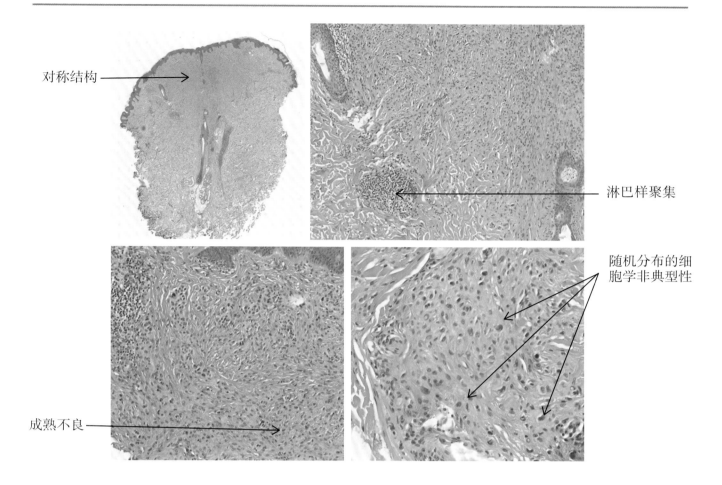

对称结构

淋巴样聚集

随机分布的细胞学非典型性

成熟不良

病例 22　　交界 Spitz 痣

临床资料

病史：患者，女性，31 岁，右大腿内侧一个皮损。

临床诊断：Spitz 痣。

描述

本例皮损的特点是交界处明显增大的梭形和上皮样黑素细胞增生，伴有局灶表皮钉突延长、变细。这些细胞具有轻微松散的生长模式，大部分细胞巢和小细胞束的外周形成局限性裂隙，将肿瘤细胞与表皮层分隔开。在更高倍视野下观察，真皮乳头层明显纤维化，偶见噬黑色素细胞。纤维化略呈板层状特点，伴有片状淋巴样浸润。细胞学上，增生的上皮样和梭形细胞核增大，核仁明显。但是，染色质模式是精致的细颗粒状，核膜相对较薄，均匀一致。表皮中部少量 Paget 样细胞。

诊断

交界痣，高度符合梭形和上皮样（Spitz）痣的一种亚型；靠近但未达边缘。

点评 / 建议

虽然患者是一位年轻成人，但这一皮损可以被诊断为 Spitz 痣的一个亚型。根据上述描述的细胞学特点，诊断相对有把握。年轻女性下肢皮损形成斑块样结构的浅表 Spitz 痣样增生，是一个特有的临床−病理类型。本皮损也显示交界 Spitz 痣和发育不良痣二者结构重叠。实际上，这两种皮损都有网状表皮增生、来源于非钉突顶端区域的痣细胞巢、跨钉突的痣细胞巢桥连及融合，并伴有板层状纤维增生的基质改变、噬黑色素细胞沉积以及片状淋巴样浸润。较高级的发育不良痣也可能出现 Paget 样细胞，这在 Spitz 痣中也经常见到。但是，发育不良痣和交界斑块样 Spitz 痣的鉴别点在于，后者的细胞学特点包括大的上皮样和胖梭形细胞，细胞核显著增大，核仁明显，特征性精致的染色质分布。虽然 Kamino 小体是 Spitz 痣的特征，但它绝不是 Spitz 痣所独有的，在其他痣的亚型以及恶性黑色素瘤中也可见到。

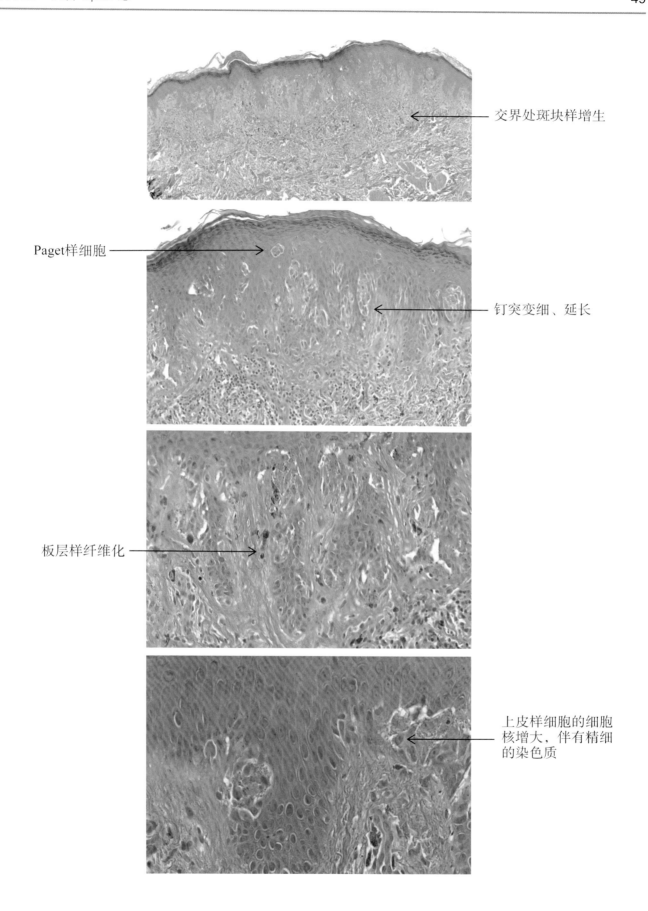

交界处斑块样增生

Paget样细胞

钉突变细、延长

板层样纤维化

上皮样细胞的细胞核增大，伴有精细的染色质

病例 23　　　非典型真皮痣样黑素细胞增生

临床资料

　　病史：患者，女性，37 岁，右腿伸侧单发皮损。

　　临床诊断：炎症性皮内痣？　Spitz 痣？

描述

　　本例皮损很不寻常，低倍镜下，2 个切片都显示 2 种截然不同的成分，在真皮浅中层可见略显对称的巢状成分，在真皮中至深层可见更加膨胀性结节成分。在更高倍镜下，较表浅成分显示上皮样痣细胞，具有不均匀色素，在其下方真皮可见成熟现象，细胞变得更小。但是，细胞性结节生长区由致密的痣细胞组成，细胞核均一，核仁不明显，可见一处核丝分裂象。未见明显的交界处成分。免疫组化评估显示细胞周期标记指数相对较低。

诊断

　　非典型真皮痣样黑素细胞增生；支持具有发育不良的真皮痣。

点评 / 建议

　　本例皮损极具挑战性。浅层的痣样细胞显示上皮样改变，其下方具有细胞学成熟现象。然而，一部分真皮成分具有结节性结构特点，可见一处核丝分裂。但是，Ki-67 结果显示该皮损并未达到鉴别诊断要考虑的痣样黑色素瘤的标准。总体上讲，本病例最好考虑为伴有增生性结节形成的成人非典型真皮痣。这类皮损虽然是良性的，但若切除不完全，其可能具有不确定的进展潜能。因此，作者推荐采取能够保证避免局部残留 / 复发的切除方式。增生性结节形成是一种典型发生在新生儿和幼儿先天性痣的现象。这类皮损的组织结构和细胞学特点与这位 37 岁女性的痣表现非常相似。对于发生于成人的这种皮损，认识尚不充分，作者也曾见过几个在已有的黑素细胞痣上形成的确定无疑的痣样黑色素瘤的病例。但是，一般来讲，这种情况不局限于一个孤立的皮内结节，而更多地出现在痣的浅层部分。痣样黑色素瘤清楚地连接着它的良性前体部分，形成双向生长模式。尽管如此，对于具有此类皮损的患者，仍然需要进行密切随访，以明确排除侵袭性生物学潜能。显然，此类皮损需要完全切除，防止局部残留和（或）复发。

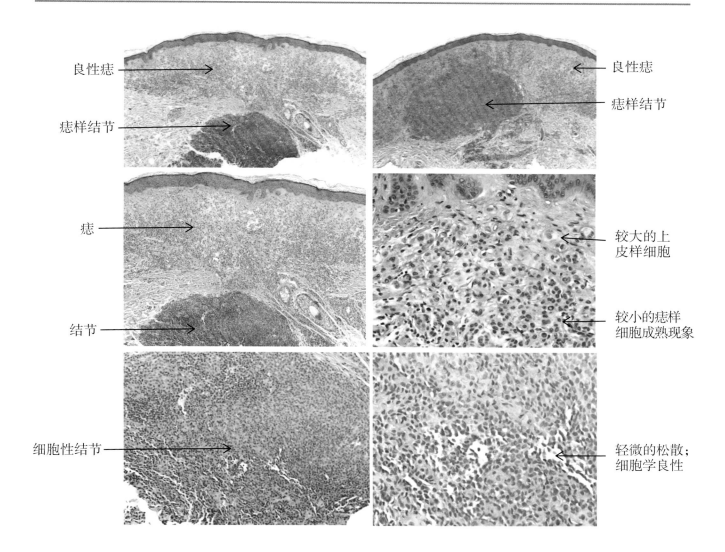

良性痣

痣样结节

痣

结节

细胞性结节

良性痣

痣样结节

较大的上皮样细胞

较小的痣样细胞成熟现象

轻微的松散；细胞学良性

病例 24　　重度非典型复合上皮样黑素细胞增生

临床资料

病史：患者，女性，51岁，左大腿前侧一处皮损。

临床诊断：非典型 Spitz 痣？伴有 Spitz 样特点的恶性黑色素瘤待除外。

描述

削切活检切片显示真皮浅层和交界处明显的上皮样细胞呈巢状增生。高倍镜下，这些细胞在纤维化真皮乳头层形成大的并且局灶性融合的细胞巢，在其下方的真皮中，细胞巢更小，细胞学成熟现象明显。形成细胞巢的细胞虽然没有核丝分裂，但有显著的细胞学非典型性，表现为增大且成角的细胞核，以及粗糙凝聚的染色质模式。胞质丰富、纤细，呈粉-灰色。成巢的细胞间也可见片状淋巴细胞。

诊断

重度非典型复合上皮样黑素细胞增生。

点评 / 建议

虽然本例皮损具有明显的细胞学非典型性，但在底部具有轻度的成熟现象，且未见核丝分裂活动。鉴别诊断包括重度非典型斑块样 Spitz 肿瘤，"未确定恶性潜能的黑素细胞肿瘤"，以及 Spitz 样黑色素瘤。考虑到患者的年龄，我们认为具有这些特点的皮损至少应归为未确定恶性潜能的黑素细胞肿瘤，因此，建议进一步切除以防止局部残留 / 复发。

本例皮损中见到的弥漫的细胞学非典型性的生物学意义是推测得出的，并且缺少原位黑色素瘤的证据支持非典型性细胞巢是真正的真皮侵袭。单独来看，许多非典型性细胞核符合所谓的"衰老性非典型性"。具有这些特点的细胞常具有明显不规则的核轮廓，弥漫的核深染，以及胞质内陷，其通常在细胞核染色质中形成"泡样"外观。在本例中，形成皮损的大多数细胞都具有相似的改变；而真正的衰老性非典型性一般是随机分布的，偶尔出现在痣巢的细胞中。因此，鉴于其弥漫的非典型性，本例皮损仍然令人担心，所以最好归入界限类分类。

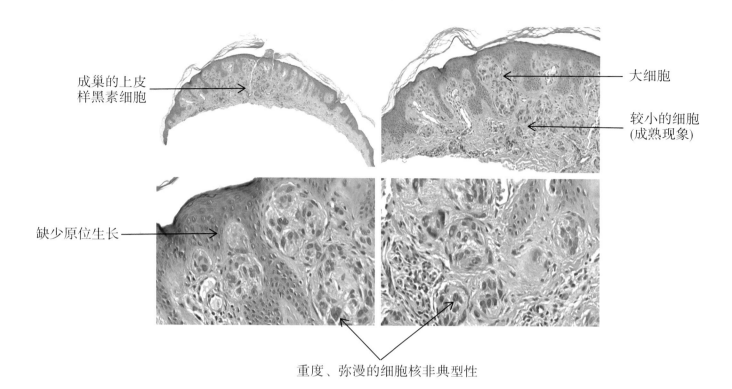

成巢的上皮
样黑素细胞

大细胞

较小的细胞
(成熟现象)

缺少原位生长

重度、弥漫的细胞核非典型性

病例 25　复合 Spitz 样黑素细胞肿瘤伴局部重度非典型性

临床资料

病史：患者，男性，9岁，右侧背部易碎、出血性丘疹。组织病理表现为"息肉状重度非典型梭形和上皮样黑素细胞增生"。

临床诊断：化脓性肉芽肿？非典型 Spitz 肿瘤？未确定恶性潜能的黑素细胞肿瘤（MELTUMP）？黑色素瘤？

描述

本例的特征为交界处与真皮内成巢的胖梭形和上皮样细胞生长。即使在低倍镜下，也可见到明显的结构非典型性。在轻度增厚的表皮内可见大的松散的细胞巢，以及下方真皮出现相似的细胞、融合的细胞巢。细胞巢周围可见裂隙，将其与周边临近的表皮细胞分隔开来。未见明显的 Paget 样扩散。细胞学上，可见重度细胞非典型性，细胞核大，核成角，可见粗大凝聚的染色质，偶见核丝分裂象。轻微的随深度增加的成熟现象，但是皮损底部成熟并不完全。HMB-45 呈斑片状阳性，Ki-67 增生指数呈中到高度升高。

诊断

复合 Spitz 样黑素细胞肿瘤伴局部重度非典型性。

点评 / 建议

本例较为疑难。表皮内扩张的细胞巢、无 Paget 样扩散、具有一些成熟现象、表皮及真皮内成分重度细胞学非典型性及同时真皮内可见核丝分裂，根据以上表现，本例应归于非典型 Spitz 肿瘤一组（未确定恶性潜能的黑素细胞肿瘤）。治疗上建议彻底切除，防止局部残留病灶及复发，同时需要密切随访。总的来说，发生于该年龄段的此类皮损，预后较好。

此类皮损需要与 Spitz Lloyd 黑色素瘤鉴别，对于老人的确需要考虑该诊断。然而，此皮损的良性特征包括缺乏明确的原位黑色素瘤，表皮内细胞巢周围存在将其与周围角质形成细胞分隔开来的裂隙（此特征也见于 Spitz 痣），真皮内可见真皮成分随深度的成熟灶，更重要的是患者的年龄。值得注意的是，即使对于组织病理上确诊的 Spitz 痣样黑色素瘤，该年龄段患者的 Spitz Lloyd 恶性肿瘤也较成人普通黑色素瘤的侵袭程度要低。实际上，儿童重度非典型 Spitz 样皮损，即使有淋巴结受累，预后也非常好。

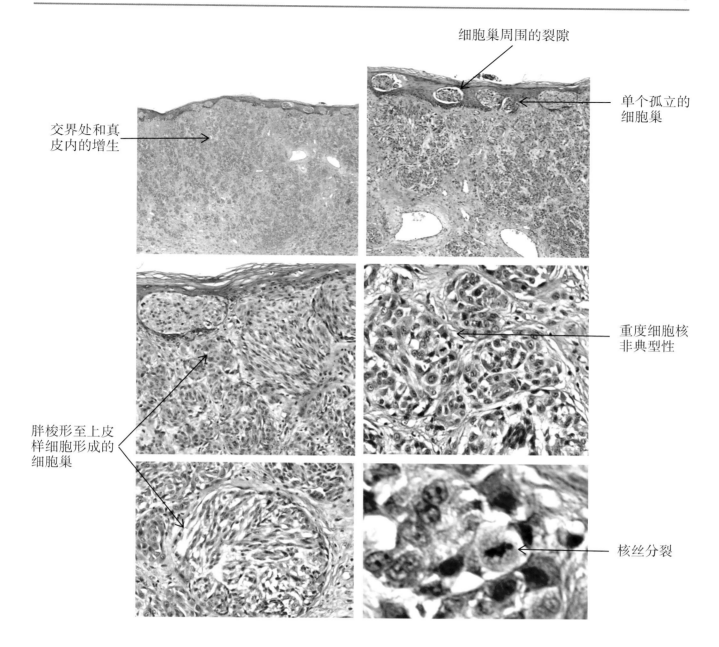

细胞巢周围的裂隙

单个孤立的
细胞巢

交界处和真
皮内的增生

重度细胞核
非典型性

胖梭形至上皮
样细胞形成的
细胞巢

核丝分裂

病例 26　　　中度非典型黑子样复合发育不良痣

临床资料

　　病史：患者，男性，78 岁，背部黑素细胞皮损。

　　临床诊断：发育不良复合痣。

描述

　　切片显示浅表黑素细胞增生，由沿真表皮交界处黑子样增生、结构不良的细胞巢，以及真皮浅层分散的细胞巢组成。交界处成分松散，细胞核成角，不同程度核深染。真皮内成分包括平常的痣细胞组成的小巢和与表皮层所见到的相似细胞特点的细胞组成的略微大些的巢。此外，真皮乳头层轻微但明确的板层状纤维化、散在的噬黑素细胞，以及明显的血管及其周围少量的淋巴样浸润。值得注意的是，基底层黑子样成分不连续，尤其是真皮乳头上方更明显。

诊断

　　黑子样复合发育不良痣伴中度表皮及真皮内细胞非典型性；切缘净。

点评 / 建议

　　类似皮损在老年患者皮肤活检或切除标本中并不少见。虽然普遍的观点认为 70 至 80 岁人群不出现新发的黑素细胞痣，但很多此类皮损都非常浅表，提示是近期发生的。因为逐渐认识到早期黑色素瘤的雀斑样亚型可以模仿发育不良痣的形态学以及细胞学，老年人出现类似皮损，往往被过度解读为具有一定的非典型性，甚至被诊断为原位黑色素瘤。最重要的一点是在老年人的发育不良痣中沿真表皮交界处不出现具有融合性细胞巢的黑子样增生成分连续及紧密地替代基底细胞层。这一特征对于区分发生于老年人的发育不良痣和原位雀斑样黑色素瘤至关重要，后者也好发于老年人，且形态学和细胞学上均可类似发育不良痣的表现。

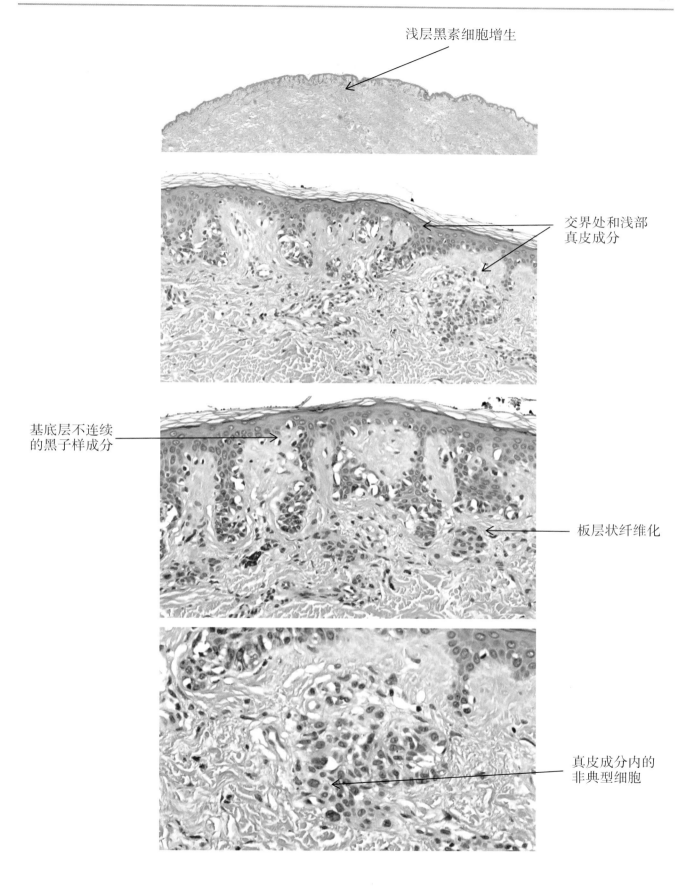

浅层黑素细胞增生

交界处和浅部
真皮成分

基底层不连续
的黑子样成分

板层状纤维化

真皮成分内的
非典型细胞

病例 27　　　雀斑样型原位黑色素瘤

临床资料

　　病史：患者，男性，77 岁，背部皮损。

　　临床诊断：原位黑色素瘤（至少）。

描述

　　低倍镜下，钉突明显变窄并延长，此特点也可见于发育不良痣。表皮最下层布满核深染的小细胞，高倍镜下，这些细胞核大、成角、弥漫深染。这些重度非典型细胞呈灶状连续替代基底层，MART-1 染色阳性进一步证实了此特征。此外偶见 Paget 样细胞，部分位于颗粒层，称为高位的Paget 样细胞。细胞巢结构不完整，其下方出现真皮乳头层纤维化，及局灶性板层状纤维增生，此特征可见于发育不良痣。

诊断

　　原位黑色素瘤，主要为雀斑样型，浸润深度近 0.25 mm（非核丝分裂级 II 级）。

点评 / 建议

　　此例为老年人原位雀斑样黑色素瘤的典型病例。凭借低倍镜下钉突变窄、延长的特征，首先它类似早期的交界发育不良痣。然而高倍镜下仔细观察显示弥漫分布的重度非典型细胞以及偶见Paget 样细胞。局灶性非典型细胞连续替代基底层细胞满足了诊断标准，并且被 MART-1 染色阳性进一步所证实。值得注意的是，此皮损的细胞学非典型性与原位经典浅表扩散型黑色素瘤的成分见到的上皮样非典型性不同。同时，本例的恶性细胞核大、成角、弥漫深染，而浅表扩散型黑色素瘤的细胞呈上皮样，核大、明显的嗜酸性核仁，二者相比有所不同。此外，雀斑样黑色素瘤的恶性细胞间一般是松散的，核周有空晕。此细胞形态更类似于许多恶性雀斑样痣及一些原位肢端雀斑样黑色素瘤所见到的细胞形态。将本例的细胞形态和组织结构与之前的病例 26 相比较很有益处。

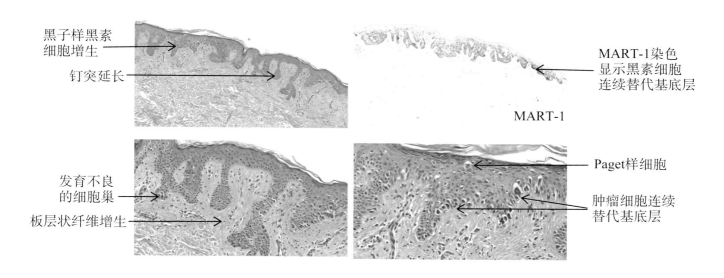

黑子样黑素
细胞增生

钉突延长

MART-1染色
显示黑素细胞
连续替代基底层

MART-1

发育不良
的细胞巢

板层状纤维增生

Paget样细胞

肿瘤细胞连续
替代基底层

病例 28　黑子样复合发育不良痣伴有显著的真皮浅层上皮样细胞改变和晕样免疫反应

临床资料

病史：患者，男性，24 岁，背部皮损。

临床诊断：复合痣。

描述

手术切除标本，低倍镜下显示真皮浅层和浅中层相对对称的细胞增生，并伴有不同程度的表皮增生，局灶性钉突下延至纤维化的真皮乳头层。交界处细胞巢增大，边缘有半月形裂隙。细胞巢由明显上皮样细胞组成，细胞胞质丰富、浅粉色，核大，可见核仁，精细的背景染色质。弥漫小淋巴细胞浸润真皮成分，偶见核丝分裂象。皮损底部黑素细胞成分可见明显的成熟现象。

诊断

黑子样复合发育不良痣伴有显著的真皮浅层上皮样细胞改变和晕样免疫反应。

点评 / 建议

这是一个非常好的发生于年轻成年人的复合黑素细胞痣病例，因患者年龄和炎症反应等因素，使诊断变得复杂。根据交界处增大的细胞巢、并灶状融合，及相关的真皮乳头层板层状纤维化，皮损本身倾向于发育不良痣。然而，由于存在年龄相关的上皮样细胞改变以及晕样免疫反应，交界处的发育不良程度很难评估。儿童、年轻成年人，特别是 40 岁以下者，在他们的黑素细胞痣的浅表成分常显示"上皮样细胞形态"。虽然不能与 Spitz 痣的细胞形态完全相同，但是此种细胞胞质丰富，可见核仁，细腻的背景染色质。当出现年龄相关的上皮样细胞改变时，特别是发生于发育不良痣，很难判断细胞非典型性的程度。根据作者的既往经验，在此种情况下的背景发育不良更轻微。本例另一复杂因素是出现了晕样免疫反应，这是一种由淋巴细胞介导的，主要针对皮损真皮黑素细胞的细胞毒性免疫攻击。受到这种攻击的细胞可出现退行性和反应性的非典型性。然而，在混杂着活化的淋巴细胞、巨噬细胞和黑素细胞的区域，很难确认细胞及核丝分裂象。本例皮损的治疗是合适的。

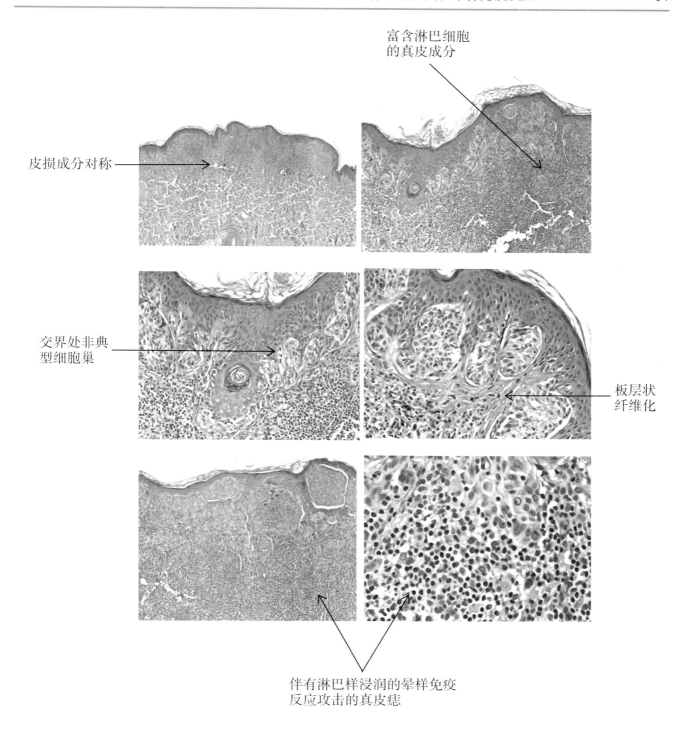

富含淋巴细胞
的真皮成分

皮损成分对称

交界处非典
型细胞巢

板层状
纤维化

伴有淋巴样浸润的晕样免疫
反应攻击的真皮痣

病例 29   浅表播散型黑色素瘤

临床资料

　　病史：患者，女性，23 岁，腹部单发皮损。

　　临床诊断：非典型黑素细胞皮损。

描述

　　本例为相对表浅的黑素细胞增生，由表皮内非典型黑素细胞呈巢状和黑子样生长，以及其下方纤维化真皮中类似细胞巢状增生组成。细胞学上，表皮成分和真皮成分的细胞相似。细胞胞质呈灶状丰富，上皮样特征，核均一、明显非典型性，具有核成角、核膜明显增厚，核仁局灶可见的特征。MART-1 染色偶见 Paget 样细胞。细胞巢下方以及周围真皮纤维化，因其无与胶原束水平排列的结构及无上方表皮萎缩，故这不是由于创伤瘢痕导致的。因此，这是真皮非典型细胞巢激发了这种结缔组织增生性基质反应。

诊断

　　恶性黑色素瘤，浸润深度 0.6 mm，解剖学分级 Ⅲ 级，切缘未净。

　　注：其他特征包括：

亚型	浅表播散型
表皮内成分	可见
垂直生长期	可见
溃疡	未见
退行性变	未见
核分裂率	$0/mm^2$
肿瘤相关浸润淋巴细胞	不活跃
血管 / 淋巴管侵犯	未见
显微卫星灶	未见
细胞类型	上皮样
前驱皮损	未发现

点评 / 建议

　　本例较为疑难。诊断黑色素瘤部分基于细胞形态，本例的细胞非典型性程度超出了斑块样上皮样痣的细胞非典型性程度。通常发生于这个年龄的 Spitz 样 / 上皮样黑色素瘤，与预后因素相当的非 Spitz 样黑色素瘤相比，其预后较好。真皮成分未见核丝分裂象是另一个有益的预后因素。

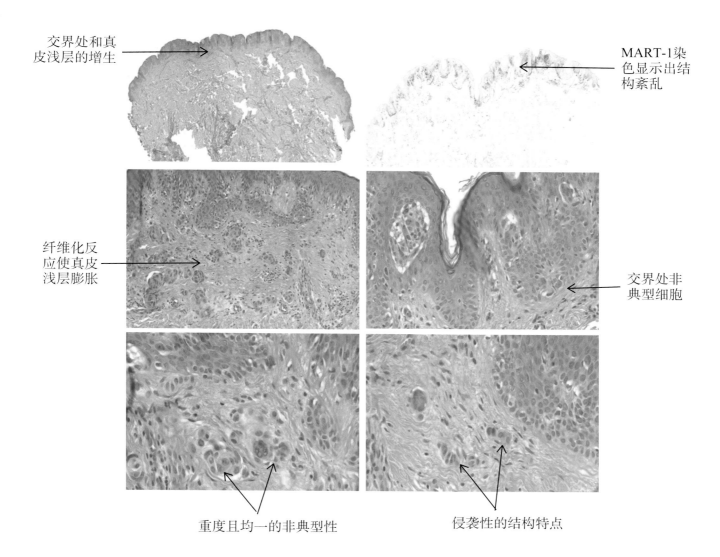

交界处和真皮浅层的增生

MART-1染色显示出结构紊乱

纤维化反应使真皮浅层膨胀

交界处非典型细胞

重度且均一的非典型性

侵袭性的结构特点

病例 30   雀斑样型黑色素瘤

临床资料

　　病史：患者，男性，76岁，躯干多发4～10 mm不规则的色素皮损。

　　患者自述多数皮损持续存在多年并保持稳定，但背部一皮损增大，不对称及颜色不均匀。

　　临床诊断：除外恶性黑色素瘤。

描述

　　低倍镜下显示表皮增厚，钉突延长，黑素细胞呈明显的黑子样增生。低倍镜下真皮改变不明显。然而稍微放大倍镜下显示松散、均一的非典型性黑素细胞连续替代表皮基底细胞层，这些细胞核大、成角、弥漫深染。部分区域上皮样细胞转化的细胞形成巢。有趣的是，这些细胞巢内细胞的形态改变较在浅表播散型黑色素瘤中见到的更多，核仁明显，粗糙凝聚的染色质。另一复杂因素是在下方真皮出现灶状的痣细胞。

诊断

　　雀斑样型黑色素瘤。

点评/建议

　　本例为原位雀斑样型黑色素瘤的典型病例。其表皮层起初类似发育不良痣，在下方真皮乳头层充满板层状纤维化。然而，皮损大部分显示无明显细胞巢的黑子样黑素细胞增生。增生由松散的细胞组成，细胞核深染、成角，这些细胞局灶性连续替代基底层细胞。以上组织结构和细胞学特征可以诊断为老年黑色素瘤的雀斑样亚型。此病例有两个有趣的特征，其一是出现局灶性细胞巢，巢中出现更加上皮样细胞的特征。不仅仅是好奇，这使得可在同一皮损中对比浅表播散型黑色素瘤的更加上皮样细胞恶性细胞学特征（此病例中较少的交界处细胞巢内）与黑色素瘤的雀斑样亚型的典型细胞学（与恶性雀斑样痣中的细胞学类似）的不同。其二是出现了少量皮内痣成分。尽管目前尚不知道有多大比例的老年黑色素瘤雀斑样亚型起源于已经存在的痣，在黑色素瘤雀斑样亚型的背景下检查皮内痣成分的组织结构和细胞学是有必要的。这是因为雀斑样型黑色素瘤，不论是老年雀斑样型黑色素瘤，恶性雀斑样痣，还是肢端雀斑样型黑色素瘤，均可呈"小细胞"样或痣样侵袭真皮。因此，在上述情况下若发现痣成分，需仔细检查组织结构和细胞学，以除外小细胞侵袭的可能。

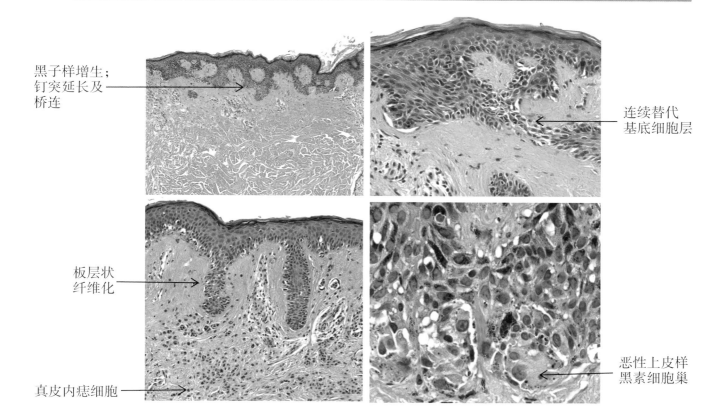

黑子样增生；
钉突延长及
桥连

连续替代
基底细胞层

板层状
纤维化

真皮内痣细胞

恶性上皮样
黑素细胞巢

病例 31　　肢端黑子样复合痣

临床资料

病史：患者，女性，38 岁，右足第三趾间部位切除一个黑素细胞皮损。既往有左面颊部黑色素瘤病史。

临床诊断：发育不良痣待除外。

描述

对表皮层及其角质层的形态学评估，可以明确该皮损发生于肢端皮肤。皮损是一个复合黑素细胞增生，以局灶性增大、不规则且融合的表皮内细胞巢为特点。值得注意的是，与多数获得性黑素细胞痣不同，这些细胞巢并非仅仅出现在表皮钉突的顶端。它们也出现在真表皮交界处，并且由于互相融合而出现局灶性怪异结构。形成表皮内成分的细胞胞质呈淡蓝-灰色，局灶性丰富，表现出一种"上皮样"特征。背景染色质模式是精细弥散颗粒，偶尔可见核仁。下方真皮乳头层板层状纤维增生，伴有普通的真皮痣成分，其组成细胞小于表皮内成分见到的细胞。可见少量的 Paget 样细胞。

诊断

黑子样复合痣的一部分，肢端型。

点评 / 建议

本例是肢端皮肤复合痣的一个典型例子。它表现出许多"特殊部位"的特征，否则应考虑其为发育不良。这些特征包括沿真表皮交界处形成不规则且局灶性融合的细胞巢，非表皮钉突顶端部位出现细胞巢，少量 Paget 样细胞以及交界处成分内上皮样细胞改变（这里至少部分地归因于患者的年龄）。肢端痣也倾向于出现与发育不良痣一样的真皮乳头层纤维化。注意没有噬黑色素细胞或淋巴细胞免疫反应，典型的发育不良痣也没有。Paget 样细胞可能会出现，但一般来说数量很少，并且倾向于集中在皮损中心部分（皮损进展边缘出现 Paget 样细胞更应引起关注）。本例肢端痣几乎不产生色素。然而，在肢端痣中如果见到色素产生，就会有透表皮清除黑色素现象。而且，在良性肢端痣中，这种清除现象倾向于在角质层产生离散的"烟囱样"黑色素区域，与之形成对比的是，肢端雀斑样黑色素瘤角质层黑色素清除现象是片状的和弥漫的。本例见到的结构非典型性也可以在其他"特殊部位"，包括生殖器皮肤、乳线、乳房、耳以及头皮等部位的痣见到。脐周痣也可能出现相似的结构特点。对于肢端痣是否会出现细胞学非典型性还存在争议，在作者的经验中，虽然细胞学非典型性一般很少，但是加上较年轻患者在此解剖部位出现与年龄相关的上皮样细胞改变，通常与发育不良相混淆。

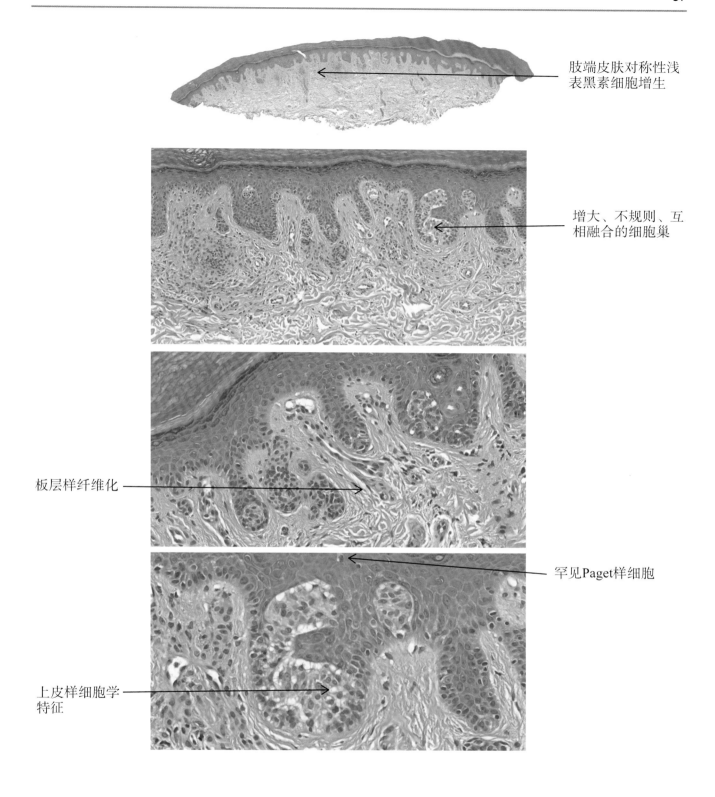

肢端皮肤对称性浅表黑素细胞增生

增大、不规则、互相融合的细胞巢

板层样纤维化

罕见Paget样细胞

上皮样细胞学特征

病例 32　　具有中度非典型性的黑子样复合发育不良痣

临床资料

　　病史：患者，男性，48 岁。

　　背部皮损，削切活检。

　　临床诊断：除外非典型痣。

描述

　　本例活检标本的判读受到了相对淡染以及下方真皮成分一定程度的人工挤压现象的妨碍。该皮损相对表浅，局限于表皮层，局灶性累及下方真皮乳头层。皮损由略显上皮样的黑素细胞形成的不规则细胞巢组成。细胞巢相互融合、且发源于非表皮钉突的位置。在更高倍镜下观察，虽然染色不够理想，给辨认造成了困难，但还是可以观察到受累的真皮乳头层板层状纤维化，以及片状淋巴样浸润、噬黑素细胞和明显的血管。上方的表皮成分也有局灶性的黑子样特点，偶见低位 Paget 样细胞。偶见黑子样成分增生累及毛囊漏斗部。细胞学方面，增生细胞具有增大、成角的细胞核，可见核仁，核膜局灶性增厚，染色质粗糙凝聚。其他细胞更小，细胞核成角，弥漫核深染。

诊断

　　具有中度非典型性的黑子样复合发育不良痣；

标本边缘阴性。

点评 / 建议

　　总体上讲，本例皮损最好考虑为具有中度非典型性的黑子样复合发育不良痣。根据组织结构和细胞学特点评估非典型性，符合中度发育不良的组织结构特点包括局灶性毛囊漏斗部病灶，以及低位 Paget 样扩散。细胞学方面，可见低度（相对较小但具有成角改变且弥漫深染的细胞核）至中度（细胞核增大，可见核仁和局灶增厚的核膜，伴有凝聚的异染色质）非典型性。对于中度非典型性发育不良痣是否需要完全切除仍具有一些争议。显然，大多数类似皮损并不是最终进展为黑色素瘤的前驱皮损。但是，小部分类似皮损是否会发生恶变，仍不确定。并且在多数实际情况下，处理这类皮损的原则是谨慎地完全切除。值得注意的是，这些皮损并不仅仅累及光损伤的高加索人皮肤。实际上，这样的发育不良痣在各种族背景中都不少见。而且，虽然这类皮损在普通人群中呈散发模式，但临床医生若遇到此种组织学特点的皮损，仍应至少筛查多发性发育不良痣或者黑色素瘤家族史，以防漏诊罕见的遗传性黑色素瘤综合征患者。

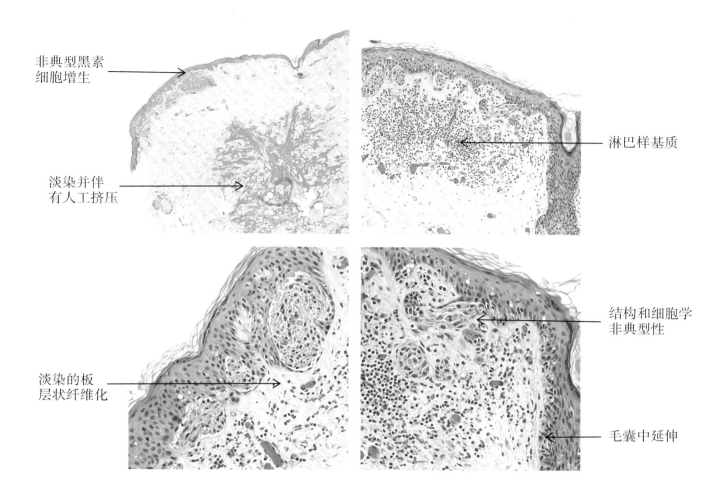

非典型黑素
细胞增生

淡染并伴
有人工挤压

淋巴样基质

淡染的板
层状纤维化

结构和细胞学
非典型性

毛囊中延伸

病例 33　　重度非典型交界上皮样黑素细胞增生

临床资料

病史：患者，男性，46岁，左中指皮损。

临床诊断：待定。

描述

本例皮损由累及肢端皮肤的黑子样黑素细胞增生组成。在高倍镜下可见到，增生的黑素细胞呈饱满上皮样，主要位于表皮层最下部。胞质相对丰富，呈淡粉色，细胞核不规则、锯齿状多角形，核膜不规则增厚，核仁明显。由于患者年龄是46岁，所以这些细胞学改变不能归因于年龄相关的上皮样细胞改变。但值得注意的是，未见连续均一的非典型细胞替代基底层。用 MART-1 免疫组织化学染色也进一步证实了这一点。

诊断

重度非典型交界处上皮样黑素细胞增生。

点评 / 建议

本例皮损最合适的描述是累及肢端皮肤的重度非典型交界处上皮样黑素细胞增生。该皮损可能属于分类中的新发性黑素细胞发育不良型，认为其是潜在原位黑色素瘤的前驱皮损。类似的增生可能具有遗传和表观遗传学缺陷，之前已有研究显示，甚至邻接肢端雀斑样黑色素瘤边缘的正常黑素细胞都可能出现与肿瘤细胞内部相似的染色体异常。因此，这样的增生必须严肃对待，采取能够避免局部残留和（或）复发的完全切除。

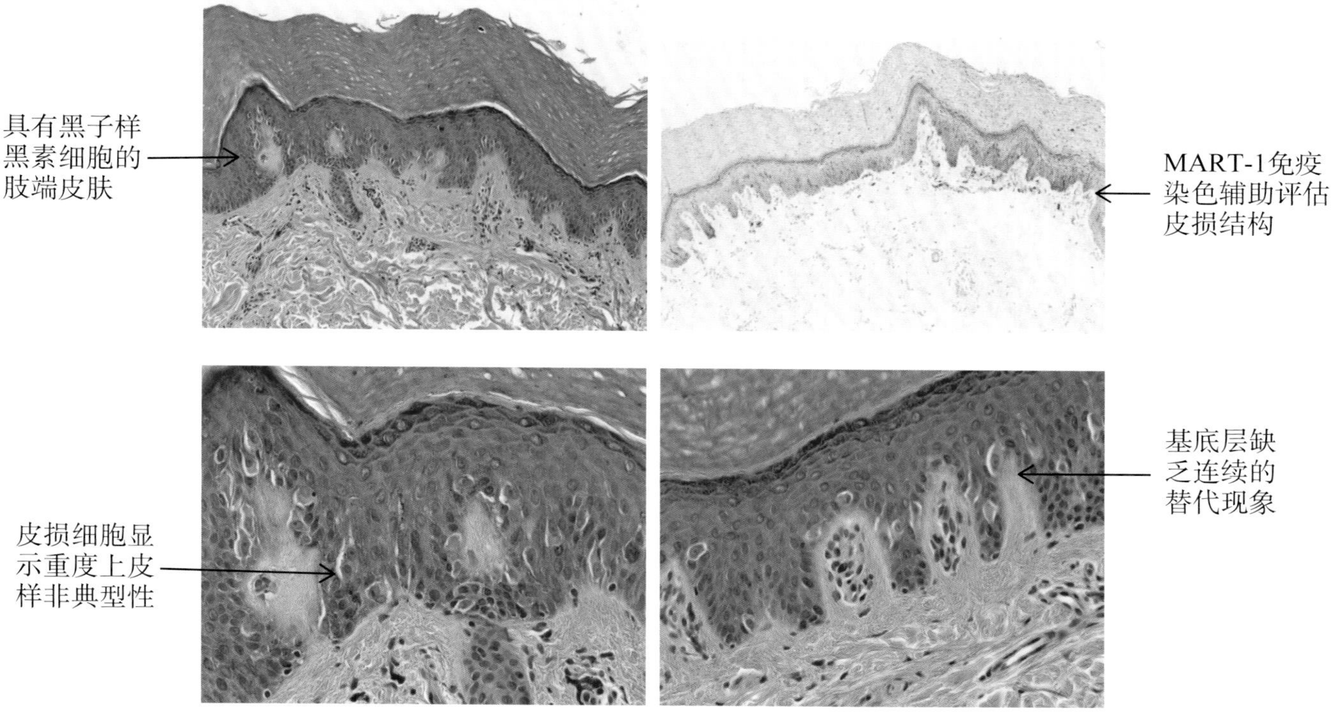

具有黑子样
黑素细胞的
肢端皮肤

MART-1免疫
染色辅助评估
皮损结构

皮损细胞显
示重度上皮
样非典型性

基底层缺
乏连续的
替代现象

病例 34　　肢端主要交界痣

临床资料

　　病史： 患者，女性，24 岁，左足皮损，环钻活检标本。

　　临床诊断： 复合性非典型性痣样黑素细胞增生。

描述

　　本例皮损主要表现为位于肢端皮肤表皮层内的巢状增生。大细胞巢常认为是皮肤皱褶部位痣（皱褶痣）的结构特征（有些细胞巢与邻近的角质形成细胞被裂隙所分开）。肢端皮肤也能发现这种改变，证明这种成巢的结构模式并不仅限于皱褶部位皮肤。细胞学方面，组成细胞巢的细胞是上皮样痣细胞，其胞质丰富、淡灰–粉色，核增大，核仁明显，但核膜薄而均匀，具有精细的背景染色质模式。虽然许多细胞巢位于钉突顶端，但也

有一些例外，这是肢端痣中的一种常见现象。几乎见不到 Paget 样细胞。真皮浅层也可见到极少的痣成分和噬黑素细胞。

诊断

　　主要交界痣的一部分，肢端型，伴年龄相关性上皮样细胞改变。

点评 / 建议

　　本例皮损是一个具有组织结构和细胞学非典型性的浅表肢端痣。组织结构非典型性与部位相关，而细胞学非典型性属于年龄相关性上皮样细胞改变。本例皮损的特别之处在于见到与皱褶痣相关的细胞巢形成。年轻女性这一特殊解剖部位出现的这些改变都不需警惕，因此本皮损考虑为完全良性。

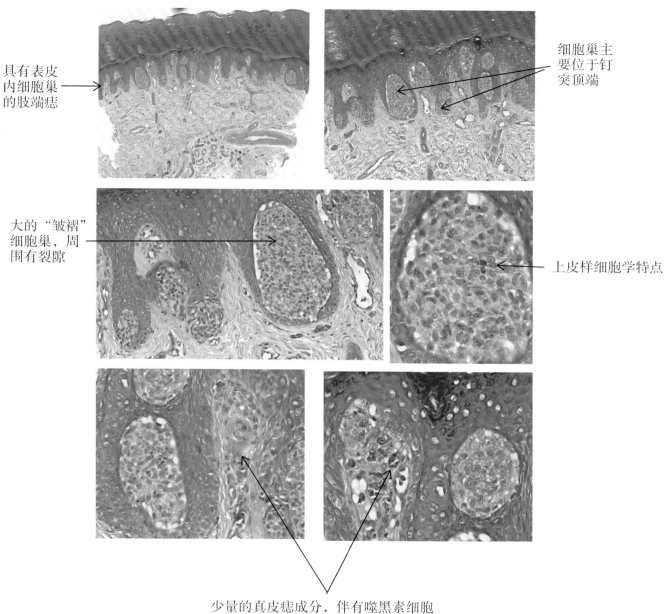

具有表皮
内细胞巢
的肢端痣

细胞巢主
要位于钉
突顶端

大的"皱褶"
细胞巢，周
围有裂隙

上皮样细胞学特点

少量的真皮痣成分，伴有噬黑素细胞

病例 35　伴有弥漫中度非典型性的黑子样复合发育不良痣

临床资料

病史：患者，女性，3岁，右颞部头皮一处色素性皮损。

临床诊断：非典型痣。

描述

本例皮损累及颞部头皮，因此在切片中可见生长期毛囊。低倍镜下，交界处和真皮浅层巢状黑素细胞增生，更高倍镜下可见相当程度的结构非典型性。特别地，交界处细胞巢形状不规则，内部松散，形成裂隙隔开邻近的角质形成细胞（这种改变见于 Spitz 痣以及所谓的皱褶痣），相邻的钉突之间可见局灶性细胞巢融合。真皮乳头层可见陈旧的板层状纤维增生、片状淋巴样浸润，偶见噬黑素细胞。细胞巢由具有丰富淡粉色胞质的中度非典型上皮样黑素细胞组成。虽然这些胞质特点与年龄相关性上皮样细胞改变相同，但值得注意的是，这些细胞除了核大、可以见到核仁之外，还具有细胞核成角、核膜不规则增厚，以及粗糙凝聚的染色质。所有这些叠加上年龄相关

性上皮样细胞改变提示至少中度发育不良。这种非典型性在交界处细胞巢中弥漫出现，在一些真皮浅层细胞巢内也可见到。

诊断

具有弥漫中度非典型性的黑子样复合发育不良痣。

点评 / 建议

本例皮损是具有年龄相关性上皮样细胞改变、同时有真实的弥漫中度发育不良的发育不良痣的绝佳范例。然而，必须注意的是，儿童和年轻成人头皮痣经常出现这种程度的组织结构和细胞学非典型性，形似高度发育不良痣，甚至早期黑色素瘤。同样地，这些特点也是生殖器痣，尤其是年轻女性外阴部位痣共同的特征。由于这一年龄段罕见头皮黑色素瘤，绝大多数具有本例皮损所见的组织病理表现应考虑为良性的，不是恶性转化的前驱皮损或者进展的前兆。因此，通常推荐谨慎地完全切除，以防止瘢痕组织中出现局部复发，使诊断更加困难。

发育不良痣的结构特点

真皮乳头层
板层状纤维化

融合的细胞巢

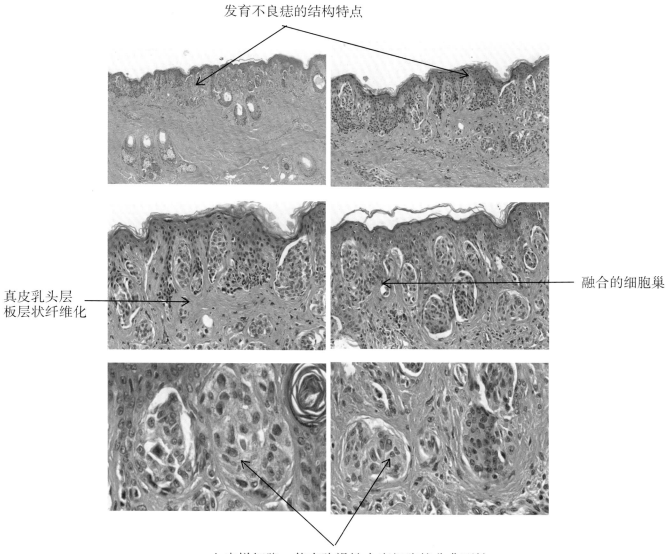

上皮样细胞，伴有弥漫性中度细胞核非典型性

病例 36   恶性黑色素瘤

临床资料

患者，男性，65 岁。

病史：右腿皮损。

操作：削切（1 cm 皮损）。

临床诊断：刺激型脂溢性角化症？基底细胞癌待除外。

描述

本例削切活检标本相对较薄，具有交界处和真皮内成分。前者由表皮层局灶连续性的黑子样和低位 Paget 样细胞增生组成，细胞均一的非典型性。需要注意的是，本例皮损较宽，交界处的增生似乎横贯相对较宽的活检标本的宽度，侧面没有明确终止点。下方的真皮乳头层纤维化，某种程度上类似发育不良痣的板层状纤维化。但是，本例皮损中痣成分不明显。而且，该皮损的真皮成分由不规则且互相融合的细胞巢组成，这些痣样小细胞具有均一的非典型性，与组成交界处、原位部分的细胞相同。在高倍镜下，虽然形成该皮损的细胞相对较小，但由于核仁明显，伴有粗糙凝聚的异染色质、不规则增厚的核膜，故细胞核染色深。需要注意，真皮成分延伸至削切活检标本深层的墨汁标记边缘。

诊断

恶性黑色素瘤，侵袭深度 0.45 mm，解剖 Ⅳ级（至少）；边缘可见。

注：其他特征包括：

亚型	浅表播散 / 雀斑样
表皮内成分	有
垂直生长期	有
溃疡形成	无
消退现象	无
核丝分裂率	0 每平方毫米
肿瘤相关浸润淋巴细胞	无
血管 / 淋巴管侵犯	未见
显微卫星灶	无法评估
细胞类型	小细胞 / 痣样
前驱皮损	未见

点评 / 建议

首先就本例活检的性质进行点评。削切活检标本相对较薄，对潜在黑色素瘤进行取材不是最佳方式。这种取材方式在处理过程中的扭曲和旋转会使标本产生切向移动，难以进行评估且无法准确地显微分级。而且，真皮成分可能被横行截断，妨碍 Breslow 厚度的准确测定，甚至会影响重新切除后的测定结果。将削切切片的真皮成分与再次切除所呈现出来的剩余真皮成分进行简单相加的做法是不可接受的，这是因为活检本身的愈合反应会产生组织收缩和扩张。然而，医生可辩称本例皮损是鉴别角化病与非黑色素瘤性皮肤癌的，因此这种活检模式并无不妥。该皮损本身比较疑难，这是因为它具有所谓的痣样黑色素瘤特点。特点包括大量地类似"老年黑色素瘤的雀斑样亚型"的黑子样生长模式，以及一种小细胞、成巢状真皮侵袭成分（一种侵袭性的细胞学亚型，在作者的经验中，伴雀斑样黑色素瘤亚型中并不少见）。虽然本例标本中没有核丝分裂象，但这并不能排除随后至少 1 cm 临床切缘的切除标本中存在核丝分裂象的可能性。但是，在再次切除的标本中伤口愈合过程释放的生长因子的作用使得残留的黑色素瘤细胞中发现核丝分裂象更加复杂化，

其意义仍不明确。总体上讲，本例的关键预后因素是其 Breslow 厚度（只能将其视作大于 0.45 mm），及无溃疡形成。就第二个特征而言，认识到这一点也很重要，在切除标本而非首次活检中见到溃疡可能是医源性的，与黑色素瘤潜在的恶性程度或预期结果无关。

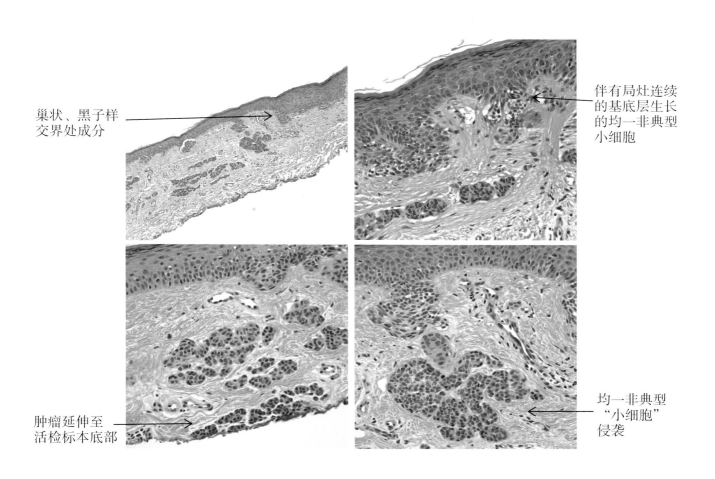

巢状、黑子样交界处成分

伴有局灶连续的基底层生长的均一非典型小细胞

肿瘤延伸至活检标本底部

均一非典型"小细胞"侵袭

病例 37　伴晕痣样免疫反应性重度非典型复合上皮样黑素细胞增生

临床资料

病史：患者，女性，30 岁，胸部皮损。

临床诊断：伴明显淋巴细胞宿主反应的非典型痣样黑素细胞增生。

描述

低倍镜下显示真皮乳头层和浅表网状层形成一条扩张带，类似苔藓样角化病样改变。更高倍镜下，尽管真表皮交界处及真皮浅层非典型性上皮样细胞增生很快引起关注，但是淋巴样成分更为突出。这些非典型性上皮样细胞成巢欠佳，极少 Paget 样扩散。细胞胞质淡粉红色、胞核不规则增大，核仁明显及核膜明显增厚。这种细胞形成的巢出现在表皮和真皮，其在真皮与浸润的免疫反应紧密混合在一起。

诊断

伴晕痣样免疫反应性重度非典型复合上皮样黑素细胞增生。

点评 / 建议

虽然患者年轻并具有潜在性上皮样细胞改变倾向，但是，这些变化很极端，非典型性广泛，总体细胞学改变至少是重度发育不良。组织结构上，虽然皮损小，但是，重度非典型上皮样黑素细胞以黑子样增生方式在病变边缘交界处延伸，局部无巢形成。上述免疫反应与活跃消退的晕痣中所见到的表现相似，而不是黑色素瘤中见到的炎症性消退。总之，虽然皮损不完全符合黑色素瘤的诊断标准，但应该认为其有不确定的生物学潜能。就这一点而言，简单地如此描述此皮损是完全可以接受的，这样的病例勉强作出良性或恶性的"明确诊断"将最终导致错误的处理。另外，建议再切除至少 0.5 cm 边缘，推荐密切临床随访。总体来说，预后良好。

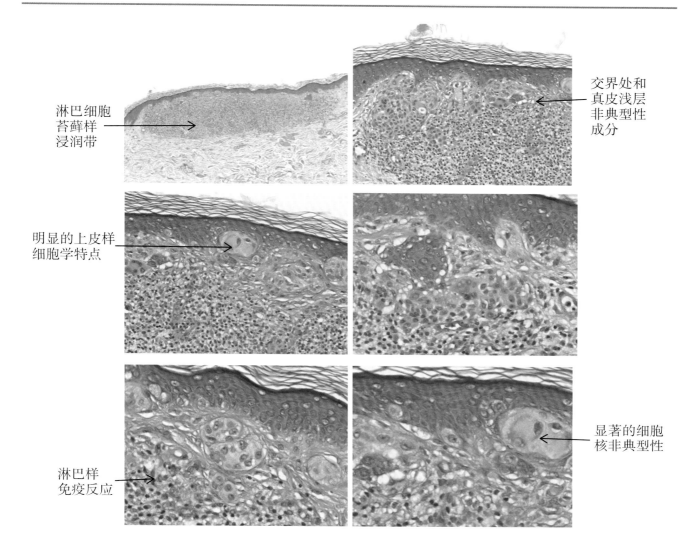

淋巴细胞
苔藓样
浸润带

交界处和
真皮浅层
非典型性
成分

明显的上皮样
细胞学特点

淋巴样
免疫反应

显著的细胞
核非典型性

病例 38　　对非典型黑素细胞增生的免疫反应

临床资料

病史：患者，男性，62 岁，左肩前方有一处 6 mm 色素性皮损，近几个月不断增大。

临床诊断：黑色素瘤？

描述

低倍镜下，表皮下方及真皮浅层含大量色素的细胞片状浸润，浸润区域被一圈淋巴细胞围绕。更高倍镜下，非典型性表皮黑素细胞黑子样增生。在高倍镜下进一步仔细观察含色素的细胞，显示卵圆至肾形轮廓的细胞核，含有嗜碱性核仁和精细颗粒状染色质，核膜薄、光滑、均匀。在这些含色素的细胞中，未见具有明显非典型性或恶性特征的残留细胞证据。

诊断

伴肿瘤性黑变病的广泛消退，符合一种对非典型黑素细胞增生 / 肿瘤所致的免疫反应。

点评 / 建议

肿瘤性黑变病区域仅有组织细胞浸润。其两侧的浅表消退中有局灶性趋于融合的残留的重度非典型黑子样黑素细胞增生。因此，不能除外一个生物学上明显消退的皮损（包括黑色素瘤）的可能性。推荐仔细筛查，密切随诊。考虑再次手术，将真表皮交界处增多的非典型黑素细胞切除干净。像此类皮损，除了肿瘤性黑变病部位的噬黑素细胞外，鉴别诊断包括上皮样蓝痣（所谓的色素性上皮样黑素细胞瘤），黑素源性（"动物型"）恶性黑色素瘤。辅助诊断可用鉴别黑素细胞及组织细胞的特殊染色。组织细胞最特异性的抗体是 CD163（用一种红色染料）或者 PU-1（核阳性）。黑素细胞谱有 MART-1、HMB-45、SOX-10，S100 也有帮助。当黑素干扰评价核特征时，可采用脱黑素方法。

如肿瘤性黑变病中未见到残留的真皮黑素细胞，则很难准确地判定之前的皮损就是黑色素瘤。不过，就本病例而言，其整体的组织结构，以及考虑到黑变病的"蛛丝马迹"，并且还具有黑子样黑素细胞成分，提示一个消退期黑色素瘤的可能性。如果免疫组化提示绝大部分色素细胞是黑素细胞来源，应仔细评估细胞核特性，寻找核丝分裂象，推荐使用 Ki-67/MART-1 双染色方法，以鉴别上皮样蓝痣和大量色素的黑素源性黑色素瘤亚型。使用"色素性上皮样黑素细胞瘤"一词代表一个具有潜在侵袭性行为的皮损，但不能鉴别色素性黑色素瘤或上皮样蓝痣（如在 Carney 综合征中的情况）。这种说法可能造成困惑，因为术语"黑素细胞瘤"暗示着良性诊断，但皮损可能仍然是黑色素瘤。

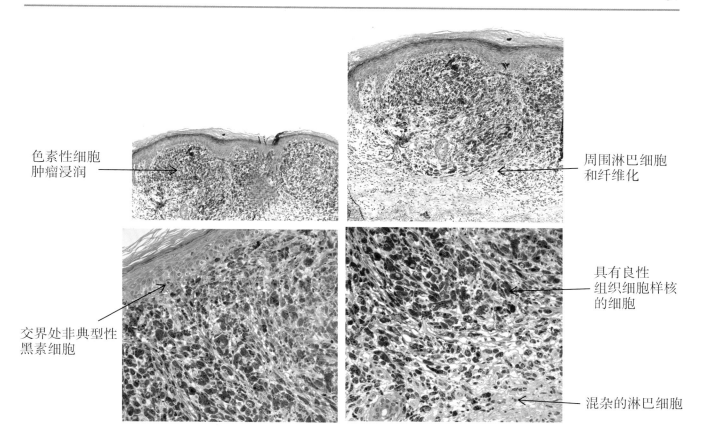

色素性细胞
肿瘤浸润

周围淋巴细胞
和纤维化

交界处非典型性
黑素细胞

具有良性
组织细胞样核
的细胞

混杂的淋巴细胞

病例 39　　恶性黑色素瘤

临床资料

　　病史：患者，女性，31 岁，腹部（脐下 2 cm）单发"棕 / 粉色双色斑疹"。

　　临床诊断：未定性肿瘤？发育不良痣？恶性黑色素瘤？

描述

　　标本为削切皮损，表现为炎性、相对浅表的黑素细胞增生，伴色素失禁，真皮纤维化和血管增生。高倍镜下，真表皮交界处均一的非典型黑素细胞增生，表皮基底层未见明显融合性生长，上方的表皮内也未见 Paget 样增生。然而，可见沿小汗腺导管浅表部分向下生长。MART-1 染色进一步证实缺乏均一的融合性生长，也进一步证实浸润下方真皮。MART-1 染色时，由于树突的分支偶尔可以造成融合的印象，因此，也加做了 MITF 染色。

诊断

　　黑色素瘤，浸润深度约 0.4 mm 厚，解剖学Ⅱ级 / 早Ⅲ级，无溃疡，无核丝分裂。

点评 / 建议

　　虽然该皮损未见明显的 Paget 样扩散，但是有非典型细胞局灶性连续替代基底层，并且，总体上细胞有高度均一的非典型性，因此，无论结构如何，应诊断为黑色素瘤。一旦诊断为原位黑色素瘤，一定要和下方真皮内细胞比较，看是否与表皮内黑色素瘤细胞类似。如果它们类似，则应诊断为浸润性黑色素瘤。该皮损见到沿汗管扩散，尽管此现象有时见于痣，但应高度怀疑黑色素瘤。如果皮损确实不符合局灶性原位黑色素瘤，但是通过比较细胞学、浅表侵犯，该皮损应考虑为重度非典型复合浅表黑素细胞增生，具有一个非促分裂性、非肿瘤性、放射性生长的黑色素瘤的生物学不良结果。我们把此类皮损命名为（生物学）意义不明的浅表性非典型黑素细胞增生［Superficial Atypical Melanocytic Proliferations of Uncertain（biological）Significance，简称 SAMPUS］。尽管此类皮损像非促分裂性、非肿瘤性放射生长的浅表浸润性黑色素瘤，其在诊断时通常没有转移，但是切除不干净，有进一步发展的可能性。这与 MELTUMP 不同，后者在诊断时有一些（也可能有限的）转移趋势。

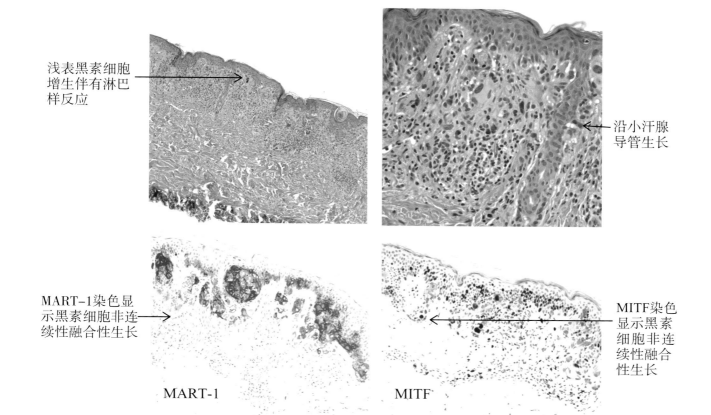

浅表黑素细胞
增生伴有淋巴
样反应

沿小汗腺
导管生长

MART-1染色显
示黑素细胞非连
续性融合性生长

MITF染色
显示黑素
细胞非连
续性融合
性生长

MART-1

MITF

病例 40　　非典型复合痣样黑素细胞增生

临床资料

病史：患者，女性，47 岁，大腿上部皮损。

临床诊断：痣？脂溢性角化症？除外非典型性病变？

描述

低倍镜下，皮损表现为相对对称的真皮斑块，符合一个较良性的"痣或脂溢性角化症"的临床表现。高倍镜下显示一个复合性黑素细胞增生，排列成大小不等的细胞巢。真表皮交界处的细胞巢由更加上皮样的细胞组成，其胞质中等量，呈淡蓝灰色，核有不同程度的非典型性。低位的 Paget 样扩散，在斜切的表皮钉突区域更明显。然而，没有连续替代基底细胞层。核仁相对不明显。成巢的真皮内成分保持痣样外观，随真皮下降细胞更小，符合成熟特征。在一个视野中，临近一个纤维化区域出现结节生长模式。相邻的真皮细胞巢灶状包埋于纤维基质，提示具有外伤因素的一些特征。仔细观察发现一个真皮内核丝分裂；Ki-67 染色显示增生指数相对较低。

诊断

非典型复合痣样黑素细胞增生；倾向于复合痣伴发育不良。

点评 / 建议

这是一个相当具有挑战性的病例。痣样细胞浅层呈上皮样改变，下方细胞成熟。但是，部分真皮成分呈结节性结构特点，并可见一个核丝分裂。Ki-67 结果让人放心，因此，我们并不认为该皮损符合鉴别诊断考虑的痣样黑色素瘤。总体来说，最好诊断为成人非典型复合痣伴增生性结节，可能与外伤因素有关。此类皮损尽管是良性的，如果切除不干净，会有不确定的进展。因此，作者建议切除干净，避免局部残余或复发。对于任何伴明显真皮非典型性的痣样黑素细胞增生，一定要密切随访。

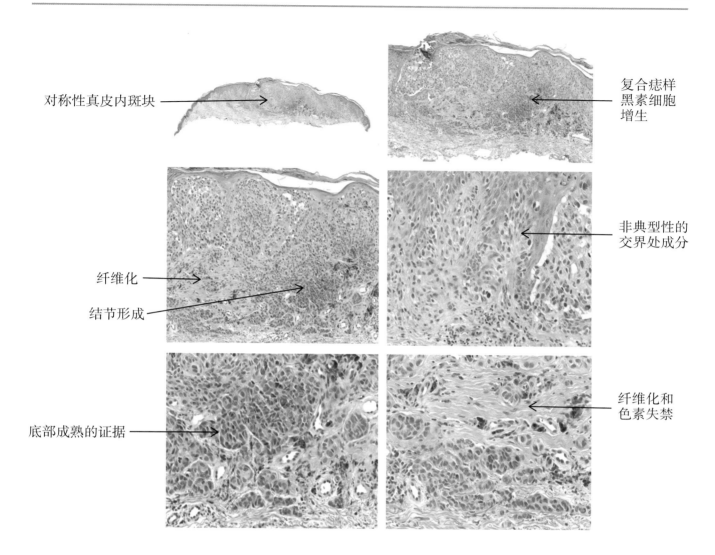

对称性真皮内斑块

复合痣样黑素细胞增生

纤维化

结节形成

非典型性的交界处成分

底部成熟的证据

纤维化和色素失禁

病例 41　　非典型梭形细胞肿瘤伴蓝痣样改变

临床资料

病史：患者，女性，61 岁，近期发现头皮直径 6 mm 蓝色粗糙丘疹，中央小片糜烂、结痂。3 mm 环钻活检。

临床诊断：蓝痣？黑色素瘤待除外。

描述

低倍镜下显示头皮皮肤真皮浅层及深层的间质性浸润，浸润为非破坏性的，无毛囊破坏或变形。高倍镜下显示明显不均匀的黑色素沉积，部分色素在组织细胞内，部分色素在组成皮损最多的细长、树突状细胞内，偶尔因含有纤细的黑色素颗粒使树突显得很清晰。可见很多细长的梭形细胞，细胞核深染、卵圆形，无明显的核丝分裂象，且上方表皮也未显示任何交界性黑素细胞增生的证据。免疫组化染色显示，大部分细胞 HMB-45 阳性（左下图），而散在的巨噬细胞 PU-1 阳性（右下图）。

诊断

非典型梭形细胞肿瘤伴蓝痣样改变（侧切缘未净）。

点评 / 建议

尽管该例组织病理上有蓝痣样表现，但蓝痣不常出现散在多形性和核深染的梭形细胞。此种增生应与结缔组织增生性黑色素瘤的色素型相鉴别。无表皮和毛囊的交界活性，且 HMB-45 阳性，可协助除外结缔组织增生性黑色素瘤，而后者尽管 S-100 和 SOX-1 阳性，但特征性地 HMB-45 和 MART-1 阴性。作者在许多结缔组织增生性黑色素瘤皮损中见到非常类似普通蓝痣或细胞蓝痣的区域。由于以上的原因，当遇到皮损除梭形细胞核明显深染外，其他符合蓝痣的诊断标准时，诊断应谨慎。因此，尽管本例皮损未见核丝分裂象，但仍应视为具有不确定的恶变潜能，建议再次完整切除，行组织病理学进一步评估。

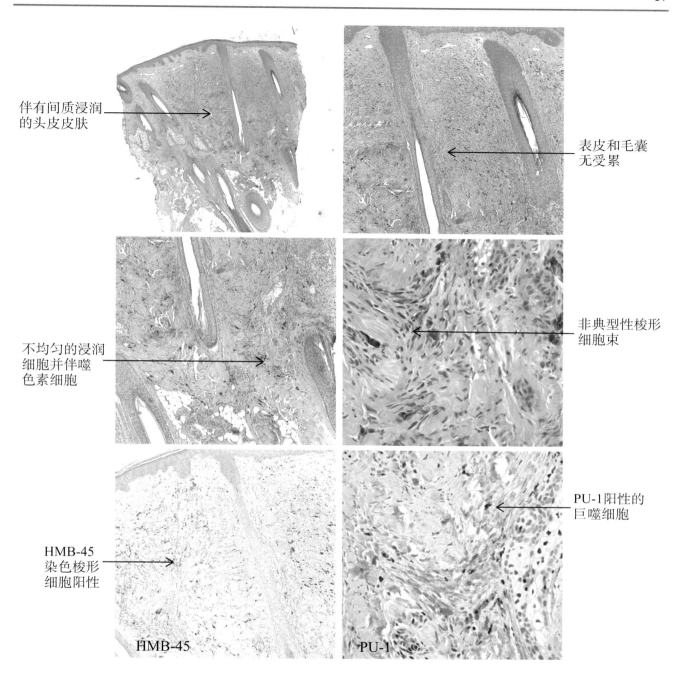

伴有间质浸润的头皮皮肤

表皮和毛囊无受累

不均匀的浸润细胞并伴噬色素细胞

非典型性梭形细胞束

HMB-45染色梭形细胞阳性

PU-1阳性的巨噬细胞

HMB-45

PU-1

病例 42　　非典型真皮黑素细胞肿瘤伴有浅表型深部穿通痣的形态学特征

临床资料

病史：患者，女性，64岁，背部皮疹。

操作：削切活检。

临床诊断：刺激性痣。

描述

皮损由境界相对清楚的具有散在噬色素细胞的黑素细胞增生组成。表皮层轻度增生，并且无任何黑素细胞增生活跃的证据。高倍镜下，皮损由相对缺少黑色素的上皮样黑素细胞结节组成。细胞学上，上述细胞可见丰富的浅蓝灰色胞质，以及大小不一、形状各异的细胞核，局灶凝聚的异染色质，部分细胞的核弥漫深染，相对缺乏成熟现象（成熟现象的证据是痣细胞的体积随着真皮深度的增加而变小）。罕见核丝分裂象。相较于Spitz痣的主要真皮亚型，本例缺乏成熟现象，同时也缺乏Spitz痣细胞具有的精细颗粒状染色质模式和明显的核仁。

诊断

非典型真皮内黑素细胞肿瘤伴有浅表型深部穿通痣的形态学特征。

点评 / 建议

深部穿通痣（deep penetrating nevus）是较近期命名的一个实体。它们在形态学上与细胞蓝痣有部分重叠，较成熟型深部穿通痣特征性表现为一种非对称性并且深度浸润模式，呈指状或棒状"挤压"或扩展入真皮深层和皮下脂肪。尽管深部穿通痣和细胞蓝痣均以缺乏成熟现象的大上皮样细胞为特征，但是细胞蓝痣有类似于经典型蓝痣的色素性树突状细胞，而深部穿通痣的色素成分由噬黑素细胞组成。恶性黑色素瘤偶尔在形态上与深部穿通痣重叠，但深部穿通痣通常显示无或较低的核丝分裂活性及较少的细胞多形性。然而对形态上成熟的深部穿通痣，包括其浅表亚型的自然史还未进行全面研究，同时也很难排除切除不完全局部侵袭性生长的潜能。再者如果此种不常见的皮损在术后瘢痕组织复发，导致诊断更加困难。因此，作者通常建议对这种深部穿通痣的浅表型谨慎而彻底地切除，防止局部残留和（或）复发。

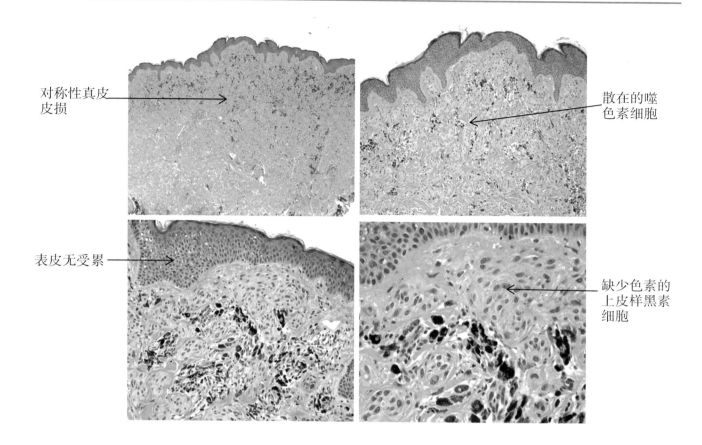

对称性真皮
皮损

散在的噬
色素细胞

表皮无受累

缺少色素的
上皮样黑素
细胞

病例 43　　肢端交界痣，伴年龄相关的上皮样细胞改变和早期晕样效应

临床资料

病史：患者，男性，5 岁，左拇指"痣"，最近数月明显增大。

临床诊断：色素性黑素细胞增生。

描述

由于活检标本方向欠佳，因此在技术层面上导致一个诊断挑战。皮损为一个相对浅表的黑素细胞增生，富含色素的痣样黑素细胞沿真表皮交界处呈黑子样和巢状增生。表皮轻度增生，其下方真皮浅层纤维化及密集淋巴细胞和噬色素细胞浸润。真表皮交界处的痣细胞巢显示桥连模式，类似发育不良痣的表现。细胞学上，富含色素的皮损细胞显示局灶丰富的"上皮样"胞质，并且总体上呈松散的生长模式。偶见 Paget 样细胞。

诊断

交界痣，肢端型，伴年龄相关的上皮样细胞改变和淋巴样免疫反应，符合早期晕样效应。

点评 / 建议

肢端痣一般被认为是"特殊部位"皮损的原始样本，除了肢端皮肤，这些部位还包括头皮、耳部、乳房、乳线、肛门生殖器区和皱褶部位皮肤。特殊部位痣常显示明显的结构异常，通常类似发育不良痣改变。并且，肢端痣偶尔出现明显的 Paget 样扩散，尤其是在皮损的较中心区域。但总的来说，并无明显的细胞非典型性。这与肛门生殖器区、乳房和头皮的特殊部位痣不同，这些特殊部位的痣除了有发育不良痣样的结构改变之外，还可出现明显的细胞非典型性。本例诊断困难的另一个原因在于，增生的细胞相对较大，且呈"上皮样"，这是由于患者的年龄造成的（称为年龄相关的上皮样细胞改变）。本例还可见活跃的淋巴样炎性细胞浸润，这在肢端痣中较为少见，但在儿童和年青人的正在晕样消退的痣中并不少见。因为本皮损无明显的非典型性或发育不良，考虑到儿童行彻底切除的技术问题，定期随访监测是一个可接受的选择。

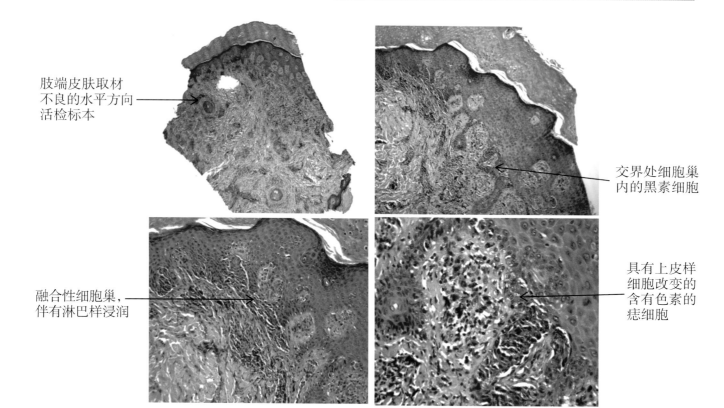

肢端皮肤取材
不良的水平方向
活检标本

交界处细胞巢
内的黑素细胞

融合性细胞巢，
伴有淋巴样浸润

具有上皮样
细胞改变的
含有色素的
痣细胞

病例 44　　恶性黑色素瘤，未定类型

临床资料

病史：患者，男性，43 岁，右颊部"粉红色结节"。

临床诊断：性质不明肿瘤？刺激性痣？混合性黑素细胞肿瘤（Spitz 样和痣样模式）。

描述

削切活检标本显示一个细胞性肿瘤，其位于真皮浅层和深层，并一直延伸至切片的底部。表皮局部增生，具有明显交织的条索样内生性突起。肿瘤呈片状和扩张性模式生长，由相对无色素的细胞聚集组成，肿瘤细胞核具有明显多形性，染色质凝聚，及核丝分裂多见。常规染色表皮层相对缺乏交界处成分。免疫组化染色 MART-1 和 HMB45（左下图）弥漫阳性，Ki-67 染色显示以黑子样排列的交界处黑素细胞的增生指数高（右下图），但在下方真皮主要肿瘤细胞的增生指数较低。因为病变一直延伸至标本的深部边缘，故不能评估淋巴血管以及神经的浸润情况，也不能判断是否有卫星灶形成。

诊断

恶性黑色素瘤，未定类型，浸润深度至少 **2.6 mm**，至少解剖学 Ⅳ 级，无溃疡，每平方毫米可见 **3** 个核丝分裂象；切缘未净。

点评／建议

虽然皮损相对缺少原位或交界处成分，但本例清楚地是一个黑色素瘤。肿瘤表现为扩张性片状增生，无成熟现象，弥漫性细胞多形性，核丝分裂象增多。虽然表皮多处深在的内生性突起符合原发皮损，但在缺乏原位成分的情况下，不能完全除外转移性皮损。虽然浸润的细胞相对较小，呈"痣样"细胞，但本例不能归类为痣样黑色素瘤，原因是其结构不像多数痣样黑色素瘤那样的痣样结构。尽管 Ki-67 增生指数不高，但核丝分裂活性支持恶性诊断。这印证了在黑素细胞皮损中 Ki-67 和核丝分裂活性不总一致的事实。建议本例彻底切除，前哨淋巴结清扫以及临床密切随访。

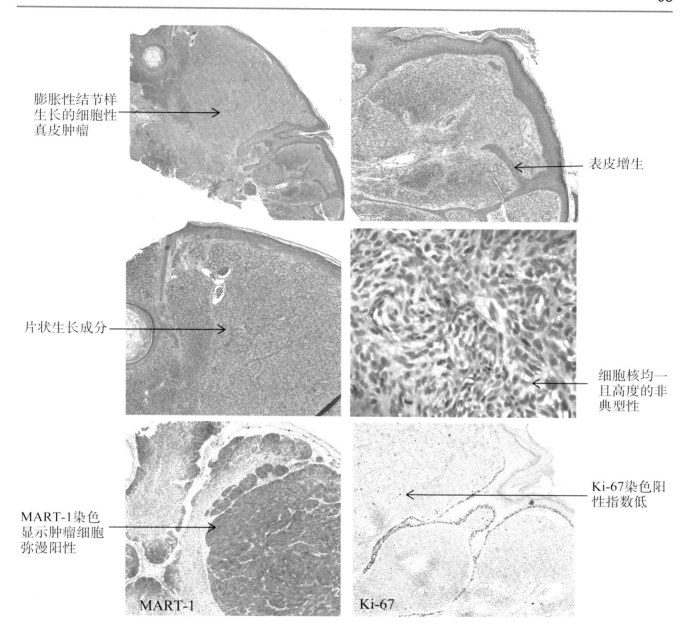

膨胀性结节样
生长的细胞性
真皮肿瘤

表皮增生

片状生长成分

细胞核均一
且高度的非
典型性

MART-1染色
显示肿瘤细胞
弥漫阳性

MART-1

Ki-67染色阳
性指数低

Ki-67

病例 45　　黑色素瘤（恶性蓝痣）

临床资料

病史：患者，男性，25岁。前额逐渐发展的（具体时间不详）非典型黑素细胞皮损，活检取自三个可疑恶变的结节。

临床诊断：细胞蓝痣？错构瘤／太田痣基础上的增生结节？恶性黑色素瘤？

描述

对这个奇怪的皮损取了两处活检：一处相对平坦区域（左侧栏图片），一处隆起呈结节区域（右侧栏图片）。相对平坦的部分组织病理显示真皮浅中层明显树突状的黑素细胞，由于这些细胞产生精细颗粒状黑色素，使得其胞质和树突突起清晰可见。而结节部分在低倍镜下显示真皮浅层和深层细胞性肿瘤呈结节状膨胀性生长。高倍镜下可见两种成分，一种成分为相对无色素的黑素细胞浸润性团块，具有细胞蓝痣的特征，边缘有灶状普通蓝痣成分（右侧栏中间排）。而其他区域由大片较圆的细胞组成，细胞具有明显的多形核和较多的核丝分裂象，以上表现均提示为恶性转化区域。

诊断

黑色素瘤（恶性蓝痣），起源于真皮黑素细胞增生背景下的细胞蓝痣。

点评／建议

这是一个有趣的病例，非典型性程度和核丝分裂活性足以证明其恶性转化。因此，作者认为本例代表了一类发生于细胞蓝痣／真皮黑素细胞增生基础上的恶性蓝痣，该类型极其罕见，在全球仅有相当少的病例报告。值得注意的是，虽然细胞蓝痣有时也可模仿黑色素瘤的表现，比如非对称性和缺乏成熟现象，但这些皮损无明显核丝分裂活性。相反，当恶性转化时，出现不同程度的核丝分裂活性和凋亡细胞。虽然本例不适合通常的预后因素来推测，但仍认为其具有转移的风险，并且在治疗和远期评估应考虑到这一点。另外，如果技术上可行，应将发生黑色素瘤的真皮黑素细胞增生／痣转化区域彻底切除，如果技术上不可行，则应密切监测。

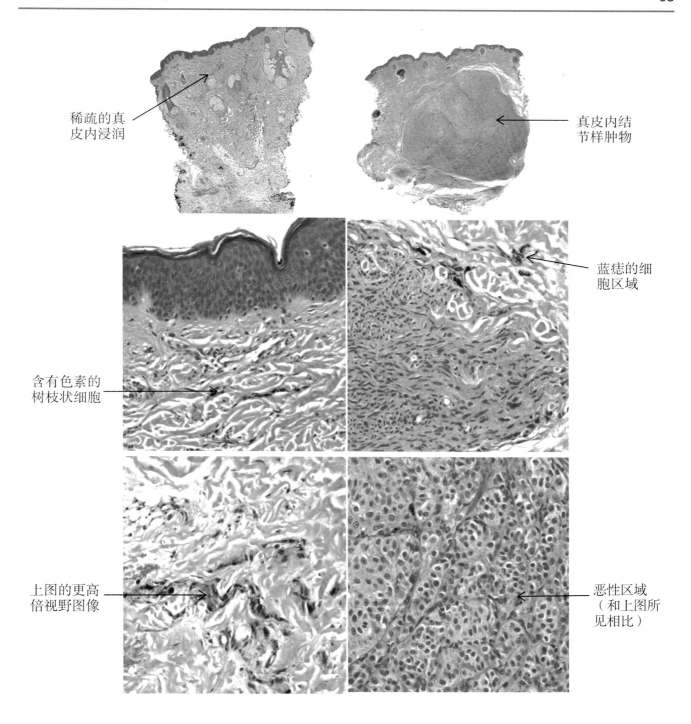

稀疏的真
皮内浸润

真皮内结
节样肿物

蓝痣的细
胞区域

含有色素的
树枝状细胞

上图的更高
倍视野图像

恶性区域
（和上图所
见相比）

病例 46　　恶性黑色素瘤

临床资料

病史：患者，女性，37 岁，左手背缓慢生长肿物。

临床诊断：肉瘤？筋膜炎？其他疾病？

描述

该少见病例表现为圆形至梭形细胞真皮弥漫浸润，也明显地浸润下方的皮下脂肪。低倍镜下，皮下组织的浸润模式与隆突性皮肤纤维肉瘤见到的浸润模式类似。高倍镜下，皮损由两种细胞组成，一种细胞呈高度非典型性胖梭形肿瘤细胞，其具有较多的核丝分裂象；一些区域具有另一种较圆形的、有特征性的明显透明胞质细胞。肿瘤细胞包绕神经和血管，一些神经仿佛细胞过多，这是肿瘤细胞神经内生长时的一个常见现象。免疫组化染色显示，肿瘤细胞对黑素细胞标记阳性（S-100 染色见左下栏）。无交界活性，仔细观察未见黑色素产生。

诊断

非典型真皮黑素细胞肿瘤，大致符合恶性黑色素瘤，浸润深度 6.4 mm，分级 V 级；切缘未净。

皮损内细胞免疫组化染色 S100 阳性，SOX10 阳性，MART-1 阳性，HMB-45 阳性（局灶性）。

点评 / 建议

本例极为少见，皮损主要位于真皮，无表皮起源的证据，并显示明显的透明细胞形态，这种形态在黑色素瘤中较为少见。然而，免疫组织化学结果符合黑色素瘤。主要组织学鉴别诊断是透明细胞肉瘤，但其形态学上不是典型的透明细胞肉瘤，且报告显示 FISH 检测 *EWSR1* 基因重排结果阴性。本例还需除外一种细胞蓝痣变异型，但明显的细胞非典型性，核分裂率升高（每 10 个高倍视野达到 5 个），以及侵袭性生长模式均不支持此诊断。本例无溃疡，可见局灶性神经内浸润。

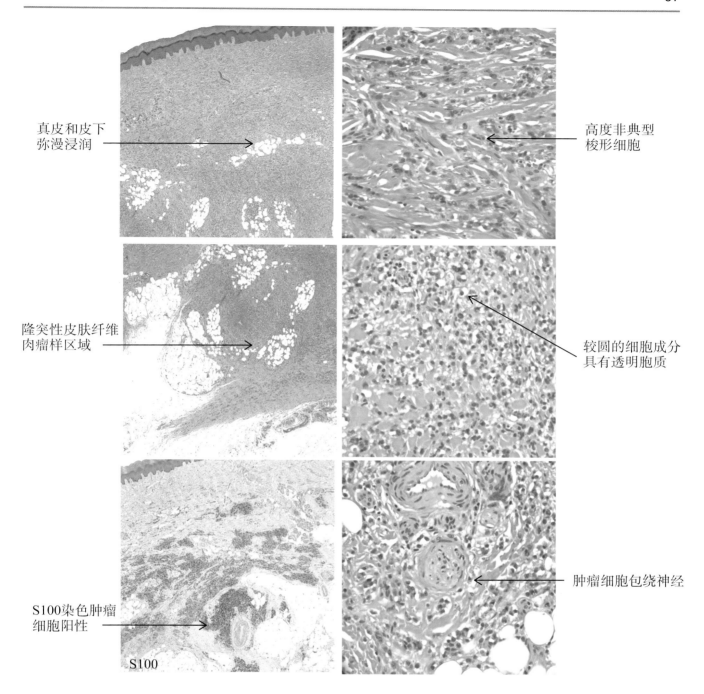

真皮和皮下
弥漫浸润

高度非典型
梭形细胞

隆突性皮肤纤维
肉瘤样区域

较圆的细胞成分
具有透明胞质

S100染色肿瘤
细胞阳性

S100

肿瘤细胞包绕神经

病例 47　　黑色素瘤亲表皮性转移

临床资料

病史：患者，女性，68 岁，肩部黑色素瘤病史，背部新发大片结节。

临床诊断：亲表皮性转移癌，炎症性过程。

描述

标本由真皮内痣样黑素细胞增生组成，无明显表皮成分。低倍、中倍以及高倍镜下，皮损细胞生长在分散的细胞巢和交织的细胞条索中，细胞成分相对无色素，明显均匀一致，核仁不明显，核膜相对光滑及良性外观。仔细观察核分裂象，显示散在的分裂中期板以及凋亡细胞。皮损底部细胞稍微更小一些，符合成熟现象，此现象常见于主要真皮黑素细胞痣。

诊断

非典型真皮黑素细胞肿瘤，结合病史，符合患者既往黑色素瘤的亲表皮性转移（边缘未净）。

点评 / 建议

此组织学发现基本上涵盖了主要真皮痣的表现。这是黑色素瘤亲表皮性转移的一个特征性表现。此类皮损可以很像复合痣或单纯性真皮痣的表现，恶变的唯一指征往往是发现核丝分裂活性。毋庸质疑，无论在正确评估此类皮损中，还是在提供精确的诊断分析中，伴随活检标本的病史至关重要。根据以上组织病理表现，鉴别诊断应包括原发性痣样黑色素瘤，以及分裂活跃的黑素细胞痣。根据作者经验，后者很常见于妊娠期发生的完全良性黑素细胞痣。此类皮损真皮浅层也常有所谓的微结节，即聚集的上皮样痣细胞形成的大巢。无论是诊断亲表皮性转移性黑色素瘤、原发性痣样黑色素瘤、核丝分裂活跃的妊娠期痣，还是普通真皮痣，病理医师不仅在低倍镜下，而且也应在高倍镜下一丝不苟地阅片，以免生物学上有意义的黑素细胞皮损误诊为普通痣或者无风险痣。

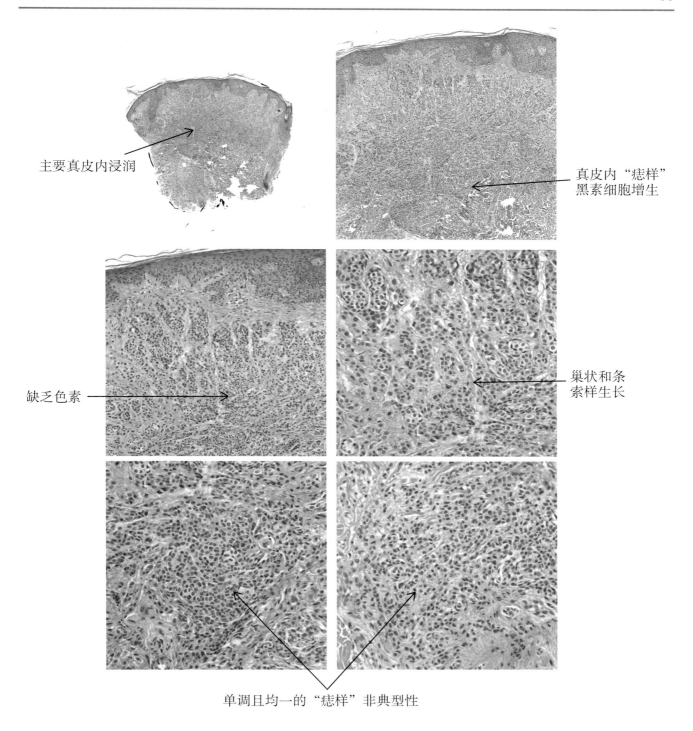

主要真皮内浸润

真皮内"痣样"
黑素细胞增生

缺乏色素

巢状和条
索样生长

单调且均一的"痣样"非典型性

病例 48　　痣样黑色素瘤

临床资料

病史： 患者，女性，64 岁，前部头皮一个新生肤色丘疹。

临床诊断： 囊肿？基底细胞癌？

描述

该削切活检标本相对较薄，浅表成分为成巢的相对无色素的黑素细胞肿瘤。虽然低倍镜下有正确诊断的线索：一个由相对粉红色的上皮样黑素细胞组成的膨胀结节，但是整体结构呈巢状、真皮痣表现。然而，在高倍镜下，无论是更像痣细胞成分，还是更像上皮样细胞成分，均可见到弥漫的细胞学非典型性。而且，很容易见到核丝分裂象。尽管取材相对较薄，但标本底部浸润的肿瘤细胞间可见脂肪细胞。

诊断

痣样黑色素瘤（部分），浸润深度至少 1.6 mm，组织学 V 级。

注：3 个核丝分裂 /mm^2；未见溃疡。

点评 / 建议

这个痣样黑色素瘤病例具有示教意义，它有两种截然不同的细胞成分，一种由较小的痣样细胞组成，另一种由较大的上皮样细胞组成。如果阅片者没有考虑到痣样黑色素瘤的可能，该病理表现可能会得出反转性 A 型痣的诊断。反转性 A 型痣浅表显示更常见的痣成分，常由相对较小的 B 型痣细胞组成，并且其下方为排列于巢中的较大细胞成分，类似 A 型痣细胞。由于在普通的痣中 A 型痣细胞常位于 B 型痣细胞之上，因此此类型获得了前缀"反转性"。再次强调，阅片者要避免强迫皮损符合之前由低倍镜产生的初始印象的偏见，在痣样黑色素瘤中，初始印象总是良性痣。与之前的皮损一样，高倍镜下仔细阅片是正确诊断的基础。

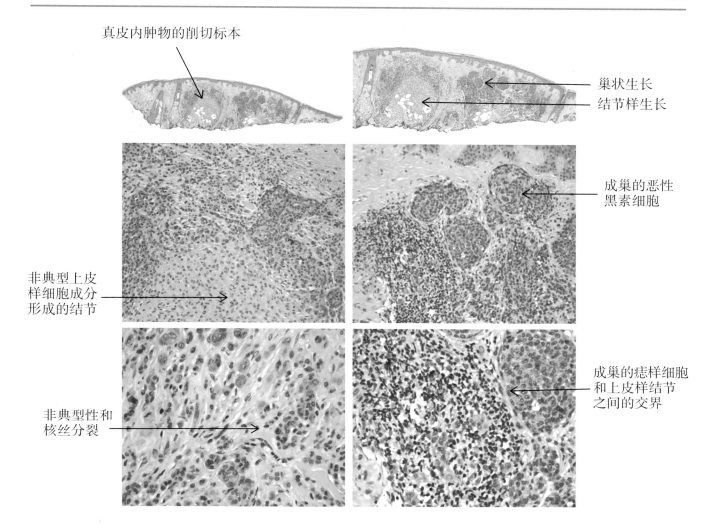

真皮内肿物的削切标本

巢状生长

结节样生长

成巢的恶性黑素细胞

非典型上皮样细胞成分形成的结节

非典型性和核丝分裂

成巢的痣样细胞和上皮样结节之间的交界

病例 49　　恶性黑色素瘤

临床资料

病史：患者，女性，65 岁，2014 年左眼眶下方活检诊断为反应性 / 炎症病变，2 年后出现逐渐增大结节。

描述

2014 年的活检标本（左列图片）取材表浅，切片大小、方向不佳，并且有人工挤压现象。然而，真皮内扭曲的淋巴细胞和来源不明的淡染上皮样细胞成分浸润值得关注。肿瘤由此位置发展而来，2 年后在此处重新活检（右列图片）。真皮内一个膨大的结节，周围被临近的毛囊"领圈"状包绕。未见表皮内生长。肿瘤细胞呈上皮样和梭形，相对无色素。可见多个核丝分裂象。免疫组化（未展示）证实为黑素细胞来源。

诊断

活检标本（2014）：非典型真皮上皮样细胞伴混合淋巴细胞。

手术（2016）：恶性黑色素瘤，浸润深度 **1.9 mm**，解剖学Ⅳ级；侵犯至组织边缘。

注：其他特征包括：

亚型	结节型（见评论）
表皮内成分	无
垂直生长期	有
溃疡	无
消退	无
核丝分裂率	4 个 / 高倍镜视野
肿瘤相关浸润淋巴细胞	有，不活跃
血管 / 淋巴管侵犯	未发现
显微卫星灶	未评估
细胞类型	梭形和上皮样
前驱皮损	未见

点评 / 建议

活检标本：该标本较小和人工挤压及切片方向都影响正确诊断。出现非典型上皮样细胞应考虑肿瘤。但仅依靠这个有限的标本，不能明确诊断。这种情况下，一定注意不能过度诊断（如符合毛囊炎、囊肿破裂反应等）。两年后出现的肿瘤，尽管未见表皮内成分，很难排除转移性肿瘤，但是诊断不具挑战性。另外，新标本与两年前的标本之间的联系也很难判断。2014 年的标本出现免疫反应可能与较早期或者前驱期有关。若该标本确实是原发真皮内黑色素瘤（无表皮成分），因有上皮样领圈样结构，很可能是一个快速生长皮损。尽管有争议，但是曾有报告显示此类皮损具有一个出人意料的良性临床过程。

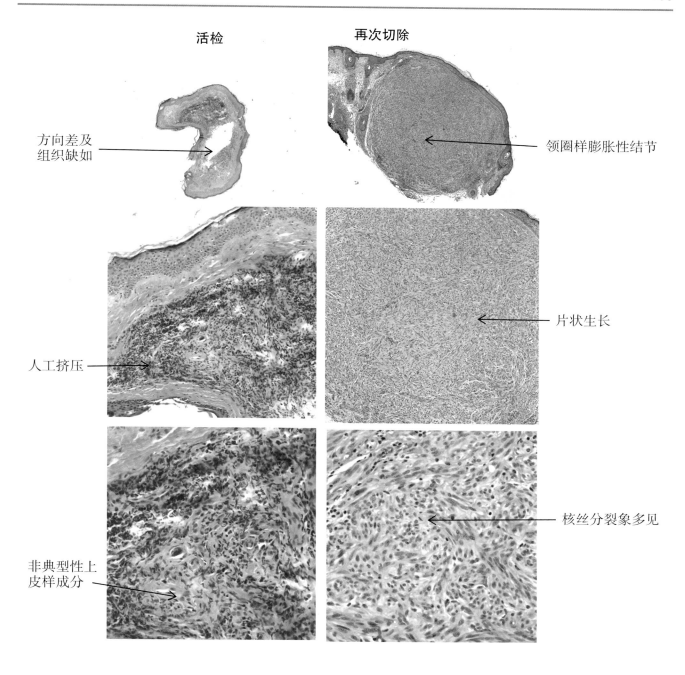

活检　　　　　　　　　　再次切除

方向差及
组织缺如

领圈样膨胀性结节

人工挤压

片状生长

非典型性上
皮样成分

核丝分裂象多见

病例 50　恶性黑色素瘤、淋巴结组织中恶性黑色素瘤

临床资料

病史：患者性别、年龄不详，直径 7 mm 棕色斑疹，边缘粉红色丘疹，血痂。

临床诊断：刺激性真皮痣，除外非典型性；2009 年诊断"Spitz 痣"。8 年后现在患者发现腋下淋巴结肿大。

描述

2009 年活检标本（左列图）：低倍镜下，皮损相对对称，呈半球形，底部平直。局灶性巢状增生模式，与黑素细胞痣的结构具有一些相似。然而，高倍镜下可见到弥漫、均匀的重度细胞学非典型性，相对缺乏成熟现象，内部松散生长模式，及连续的灶状黑子样替代基底层。形成皮损的细胞较小、胞质少、胞核成角。虽然核仁不甚明显，但染色质显著凝聚，形成弥漫性细胞核深染的印象。

2017 年淋巴结（右列图）：腋窝淋巴结活检标本显示弥漫性肿瘤细胞浸润，仅在外周残存一薄层淋巴样基质。高倍镜下淋巴结转移肿瘤细胞学表现与原发黑色素瘤的明显一致。免疫组化染色 S100、MART-1 和 HMB-45 肿瘤细胞均弥漫阳性。Ki-67 增生指数约 10%。左列是原发性黑色素瘤的特征，右列是淋巴结转移的特征。

诊断

活检标本（2009 年）：恶性黑色素瘤，解剖学 III 级，深度 0.9 mm；边缘见肿瘤组织。

淋巴结切除标本（2017 年）：淋巴结组织中恶性黑色素瘤。

点评 / 建议

此原发黑色素瘤归类为"痣样黑色素瘤"较为合适，不符合 Spitz 样黑色素瘤类型。但是该皮损既往诊为 Spitz 痣。二者的重叠可能与不同程度的表皮增生有关，在 Spitz 痣常见表皮增生，在本例皮损也能见到。Spitz 痣也显示松散生长，这种松散生长总是局限于裂隙中，裂隙又将表皮内痣细胞巢与邻近角质形成细胞分开，而不像本例肿瘤，肿瘤细胞间出现弥漫性松散。总之，该皮损呈痣样，肿瘤细胞相对较小、圆形（非 Spitz 样细胞），与大多数痣样黑色素瘤不同，此皮损未见核丝分裂。这点很重要，很多描述痣样黑色素瘤的报告强调有核丝分裂以及 Ki-67 增生指数升高。而作者见过增生指数很低、很少甚至无核丝分裂的痣样黑色素瘤，正如本例，一个明确的引流淋巴结转移证实了它的恶性潜能。

活检　　　　　　　　　　再次切除

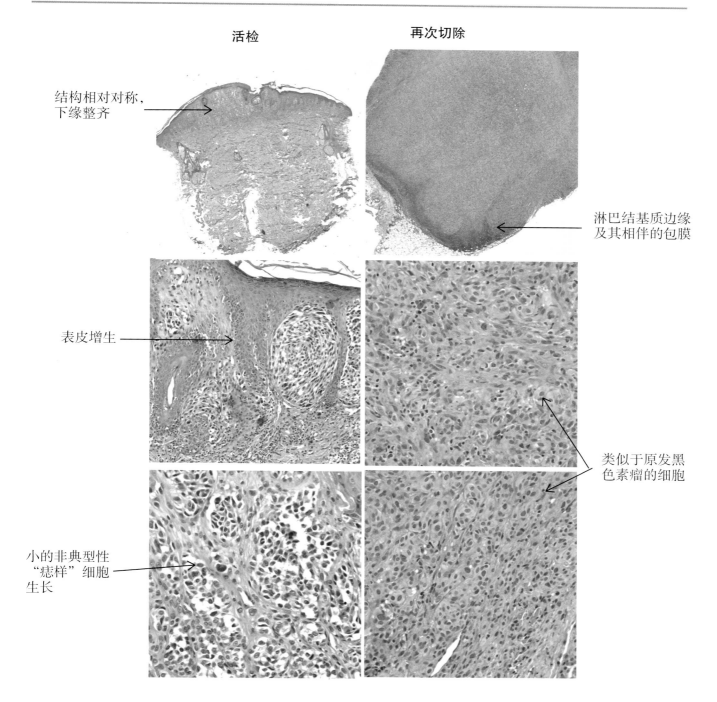

结构相对对称，
下缘整齐

淋巴结基质边缘
及其相伴的包膜

表皮增生

类似于原发黑
色素瘤的细胞

小的非典型性
"痣样"细胞
生长

病例 51　　恶性黑色素瘤，未定类型

临床资料

　　病史：患者，男性，90 岁，左腿皮损。

　　临床诊断：除外鳞癌。

描述

　　这个削切活检标本在低倍镜下乍看像脂溢性角化症或者侵袭性鳞状细胞癌。这是因为表皮鳞状细胞向下显著增生，与真皮内无黑素的恶性细胞紧密相邻。表皮成分形成灶状小的鳞状细胞团块，中央角化，形似角珠形成。尽管围绕这些灶的许多细胞确实显示真性上皮细胞来源的嗜酸性胞质的偏心边缘区域，但是，其相对较低的分化程度是辨识恶性细胞的线索。根据免疫组化染色，未分化的肿瘤细胞成分高度表达 MART-1 及 HMB-45。故该皮损可诊断黑色素瘤，简明的病理报告如下：

诊断

　　恶性黑色素瘤，浸润深度 2.4 mm，解剖学Ⅳ级，侵犯至切片侧缘及部分底缘。

　　注：其他特征包括：

亚型	未定类
表皮内成分	有
垂直生长期	有
溃疡	有
消退	无
核丝分裂率	1/mm^2
肿瘤相关浸润淋巴细胞	有，不活跃
血管 / 淋巴管侵犯	未见
显微卫星灶	未评估
细胞类型	上皮样及横纹肌样
前驱皮损	无

点评 / 建议

　　这个皮损是黑色素瘤可能误诊为侵袭性鳞状细胞癌的一个范例。常发生在表皮显著向下增生，上皮成分和黑色素瘤成分融合，在恶性肿瘤中显示真性鳞状分化灶的背景下。部分鳞状区域确实形成了侵袭性鳞状细胞癌中见到的角珠。本例患者其他具有迷惑性的地方还有：肿瘤细胞无色素，且含有类似反应性鳞状细胞成分的嗜酸性胞质。另外，偏心的细胞核加强了黑色素瘤细胞内嗜酸性胞质的感觉，出现了侵袭性行为相关的"横纹肌样"细胞学外观。本例合理地使用了免疫组织化学染色，作出了正确诊断。

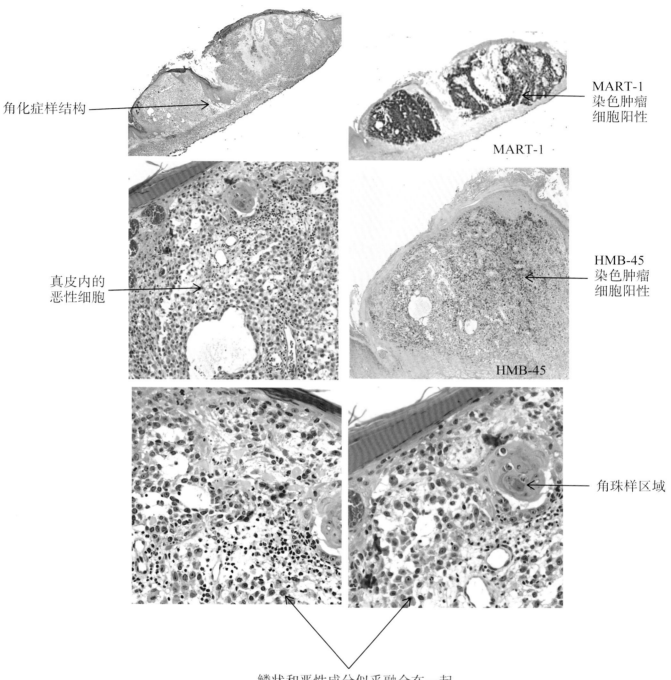

角化症样结构 —

MART-1
染色肿瘤
细胞阳性

MART-1

真皮内的
恶性细胞

HMB-45
染色肿瘤
细胞阳性

HMB-45

角珠样区域

鳞状和恶性成分似乎融合在一起

病例 52　　痣样恶性黑色素瘤

临床资料

病史：患者，女性，75 岁。额部非典型色素性皮损，最近数月自觉皮损颜色加深。

临床诊断：恶性黑色素瘤？

描述

该切片显示真皮内增生的黑素细胞具有两种成分。一种成分是较大的非典型上皮样黑素细胞、胞质丰富，伴有广泛出血；另一种成分是小的痣样细胞，其符合真皮痣。可见明显的非典型性和多形性区域，其上方表皮变薄。虽然广泛的出血提示有外伤的可能，但较大的细胞成分存在重度细胞非典型性，提示痣样恶性黑色素瘤的可能性。

诊断

痣样恶性黑色素瘤，浸润深度至少 1.1 mm（解剖学分级至少 Ⅳ 级），起源于创伤性真皮痣（traumatized dermal nevus）；累及切缘。

注：其他特征包括：

亚型	痣样
表皮内成分	缺失
垂直生长期	可见
溃疡	未见
退行性变	未见
核分裂率	2/mm²
肿瘤相关浸润淋巴细胞	未见
血管 / 淋巴管浸润	未见
镜下卫星灶	不能估计
细胞类型	痣样
前驱痣	皮内痣

点评 / 建议

这是一个复杂的病例。首先，痣样黑色素瘤是黑色素瘤的一个罕见亚型，诊断存在极大的挑战，因为低倍镜下其形态特征似良性黑素细胞痣，具有欺骗性。痣样黑色素瘤的关键组织病理表现包括：细微的多形性和随深度增加不完全的成熟现象、及较多的真皮内核丝分裂。另外，细胞非典型性和真皮内核丝分裂的轻度增多也可见于创伤痣。起源于色素痣的痣样黑色素瘤尤其罕见。但作者认为本例最好考虑为起源于真皮痣的痣样恶性黑色素瘤，外伤导致了重度细胞非典型性，但细胞非典型性的程度超过了我们通常遇到的创伤性痣。

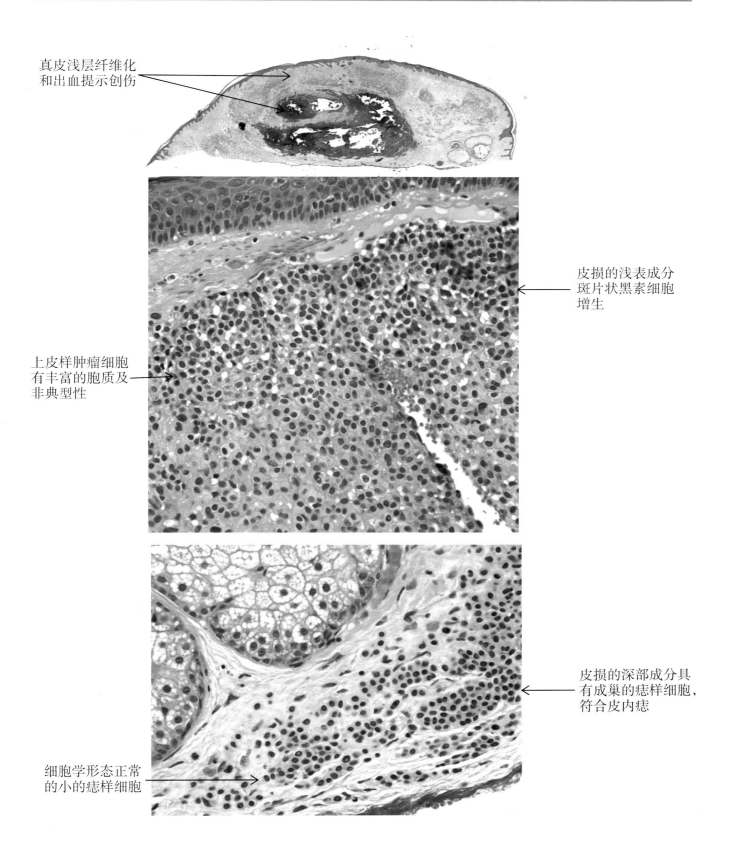

真皮浅层纤维化
和出血提示创伤

皮损的浅表成分
斑片状黑素细胞
增生

上皮样肿瘤细胞
有丰富的胞质及
非典型性

皮损的深部成分具
有成巢的痣样细胞，
符合皮内痣

细胞学形态正常
的小的痣样细胞

病例 53 　　恶性黑色素瘤

临床资料

病史：患者，女性，59 岁，右侧腹部皮损，提请会诊除外非典型性病变。

临床诊断：起源于发育不良痣的原位黑色素瘤？侵袭性黑色素瘤？

描述

该切片可见一个复杂的复合黑素细胞增生，良性成分和恶性成分同时存在。低倍镜下恶性成分显示重度黑子样复合黑素细胞增生，似黑子样复合发育不良痣表现。高倍镜下，在真表皮交界处和真皮内均可见明显的重度的细胞学非典型性和多形性。作为对照，良性成分主要表现为有先天特征的明显的真皮痣。

诊断

恶性黑色素瘤，侵袭深度 0.8 mm，解剖学分级 Ⅲ 级；累及切缘。

注：其他特征包括：

亚型	黑子样和巢状
表皮内成分	可见
垂直生长期	可见
溃疡	未见
退行性变	可见
核分裂率	0/mm^2
肿瘤相关浸润淋巴细胞	可见，不活跃
血管 / 淋巴管浸润	未见
显微卫星灶	未见
细胞类型	小细胞型
前驱皮损	相关痣

点评 / 建议

有报道称，大约 30% ～ 35% 的恶性黑色素瘤与痣有关。最常见的痣相关的恶性黑色素瘤的组织学类型是起源于痣的交界部位的恶性黑色素瘤。除 Spitz 痣外，所有类型的获得性痣或先天痣均有起源于交界成分的恶性黑色素瘤报道。另一种更加罕见的组织学类型是起源于痣（例如，最有说服力的例子是巨大先天痣）的真皮成分的恶性黑色素瘤。痣相关的恶性黑色素瘤与新生恶性黑色素瘤间的临床意义仍然存在争议。

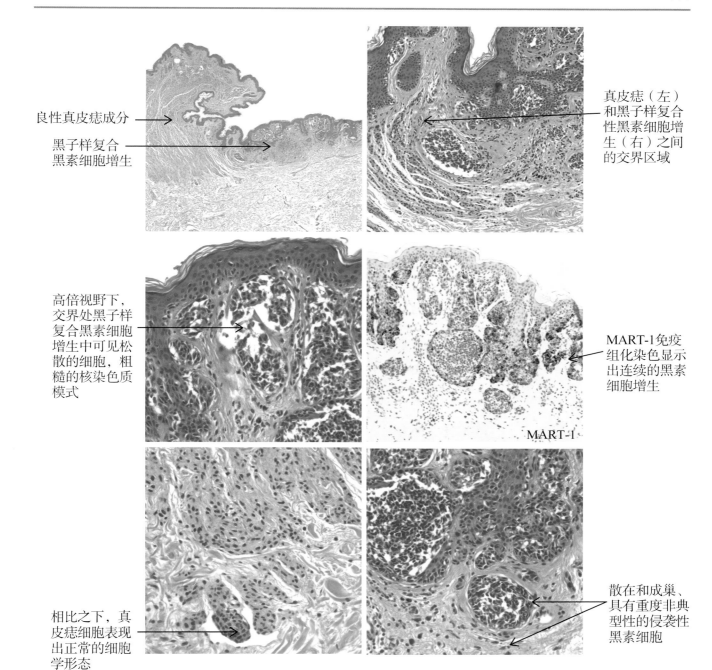

良性真皮痣成分

黑子样复合
黑素细胞增生

真皮痣（左）
和黑子样复合
性黑素细胞增
生（右）之间
的交界区域

高倍视野下，
交界处黑子样
复合黑素细胞
增生中可见松
散的细胞，粗
糙的核染色质
模式

MART-1免疫
组化染色显示
出连续的黑素
细胞增生

MART-1

相比之下，真
皮痣细胞表现
出正常的细胞
学形态

散在和成巢、
具有重度非典
型性的侵袭性
黑素细胞

病例 54　起源于具有先天性特征的真皮痣的痣样黑色素瘤

临床资料

病史：患者，男性，23 岁。臂部色素性皮损。

临床诊断：除外非典型痣。

描述

第一眼看来，低倍镜下明显是一个主要位于真皮的痣。最深部分围绕附属器分布，符合先天性的特征。大部分成分的细胞学极其正常，然而其间可见一些较大的细胞，尤其是在真皮浅层成分中。高倍镜下可见数个核丝分裂。另外还表现细胞学非典型性，包括核质比增大、粗大的染色质模式以及多形性现象。以上全部表现，符合先天性色素痣恶性转化。

诊断

起源于具有先天性特征的真皮痣的痣样黑色素瘤。

点评 / 建议

本例极具挑战性。患者很年轻，而且这个痣在低倍镜下可见先天性的特征。所有这些因素都会轻易地使病理学家诊断其为先天性色素痣。然而仔细检查后可见片状生长模式。另外对不同的细胞学成分仔细检查及活跃的核丝分裂计数提醒病理学家皮损恶性转化的可能性。确实，患者在引流淋巴结发生了黑色素瘤微转移。

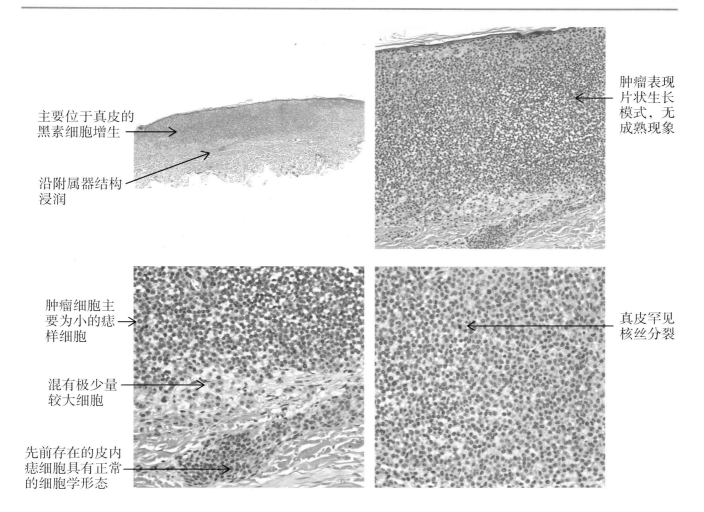

主要位于真皮的黑素细胞增生

沿附属器结构浸润

肿瘤表现片状生长模式，无成熟现象

肿瘤细胞主要为小的痣样细胞

混有极少量较大细胞

先前存在的皮内痣细胞具有正常的细胞学形态

真皮罕见核丝分裂

病例 55　　真皮痣

临床资料

　　病史：患者，女性，32 岁，颈部痣，因为美观原因切除。

　　临床诊断：色素痣。

描述

　　该切片显示具有疣状结构的主要真皮痣。尽管真皮浅层可见极少量的核丝分裂，整体表现仍然符合良性真皮痣。

诊断

　　真皮痣。

点评 / 建议

　　低倍镜下皮损呈疣状角化症样生长模式，该结构类似脂溢性角化症。有脂溢性角化症伴随从良性色素痣到原位恶性黑色素瘤这一谱系黑素细胞性疾病的报道。曾有两个假设被提出，其一是黑素细胞成分诱导角质形成细胞的增生，另一个假设是黑素细胞性皮损和角质形成细胞性皮损直接的相遇。另外，在一些特殊的情况下，比如孕妇痣和创伤性痣，良性色素痣可出现极少量的真皮内核丝分裂。

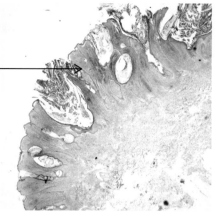
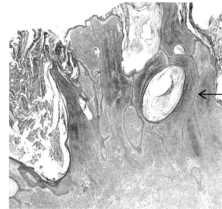

低倍镜显示皮损
呈疣状角化症
结构

广泛的表皮
增生

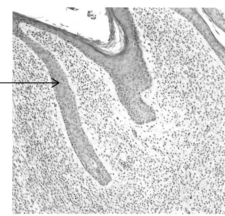
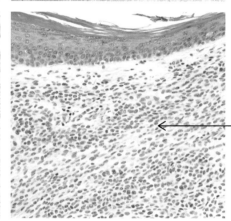

无交界处成分的
真皮痣背景中延
长的皮突

痣细胞核小,
具有光滑的
核轮廓和精
细的染色质
模式

病例 56   Spitz 样黑色素瘤

临床资料

  病史：患者，女性，32 岁。右耳前下方皮疹。

  临床诊断：除外非典型痣。

描述

  该切片显示一个由具有 Spitz 样特征和衰老非典型性的上皮样细胞组成的复合痣样黑素细胞肿物的浅表活检标本。皮损的真皮成分表现为具有不同程度细胞非典型性小巢或单个细胞，扩展到组织边缘。

诊断

  重度非典型复合痣样黑素细胞肿物的浅表部分，符合 Spitz 样黑色素瘤（详见"点评"）。

点评 / 建议

  浅表交界成分显示明显细胞非典型性，并具有 Spitz 样特征。尽管一些真皮内细胞的非典型性好像是衰老改变并且另一些细胞显示正常细胞核特征，但是在该年龄的患者不能除外明显的发育不良 / 非典型性，需做更深的取材以除外更严重的病变，包括 **Spitz 样黑素瘤**。对于非典型 Spitz 样黑素细胞增生的黑色素瘤，其令人担忧的特征包括轮廓欠清、交界处广泛的 Paget 样扩散、表皮损薄（epidermal consumption）、异常的真皮内生长、不完全或缺乏真皮成熟现象，以及高度的核非典型性。由于标本自身的限制，本例皮损进一步的精确分型困难。因此，作者建议重新切除以评估残留皮损成分，防止病变残存或复发。

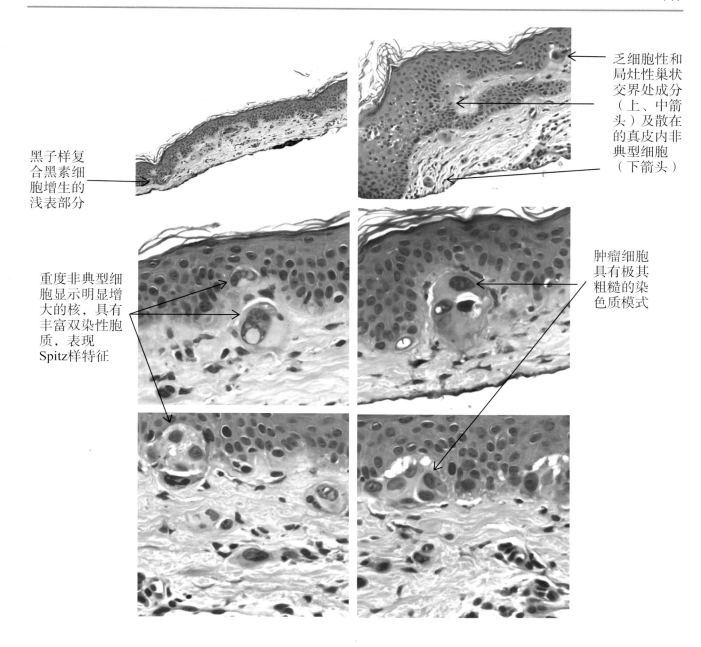

黑子样复
合黑素细
胞增生的
浅表部分

乏细胞性和
局灶性巢状
交界处成分
（上、中箭
头）及散在
的真皮内非
典型细胞
（下箭头）

重度非典型细
胞显示明显增
大的核，具有
丰富双染性胞
质，表现
Spitz样特征

肿瘤细胞
具有极其
粗糙的染
色质模式

病例 57　　非典型复合梭形和上皮样黑素细胞增生

临床资料

病史：患儿女性，7岁，左臀下部有1处皮损。皮损临床上没有复发，2015年8月活检和目前的标本间相隔较长时间。

临床诊断：血管瘤？疣？Spitz痣？

描述

切片显示一个对称的复合黑素细胞肿物，具有明显的梭形和上皮样细胞的细胞学形态。虽然可以见到许多Spitz痣的特点，如表皮增生、Kamino小体以及Spitz样形态，但真皮深层的核丝分裂、不完全的成熟现象、局灶性松散性生长模式和推挤性边界等特点都值得关注。

诊断

非典型复合梭形和上皮样黑素细胞增生；扩展至组织边缘。

点评/建议

本例皮损应当考虑为生物学潜能不确定的黑素细胞肿瘤，因此在本例的临床背景下应当归入非典型Spitz肿瘤的分类中。推荐采取谨慎地切除，来确保不会出现局部残留/复发。正确地鉴别这些Spitz样皮损非常重要，因为其临床病程和预后变化多样。Spitz痣完全是良性的，但Spitz样黑色素瘤为恶性，且有向区域淋巴结以及远处转移的潜能。多项研究已经明确显示，非典型Spitz肿瘤前哨淋巴结阳性率高，平均近40%。然而，虽然本病微转移扩散至区域淋巴结相对常见，但这些患者的预后优于转移性黑色素瘤患者。

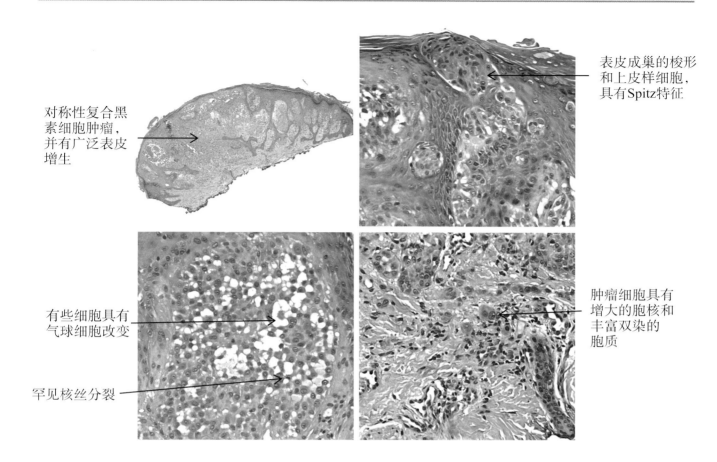

对称性复合黑素细胞肿瘤，并有广泛表皮增生

表皮成巢的梭形和上皮样细胞，具有Spitz特征

有些细胞具有气球细胞改变

罕见核丝分裂

肿瘤细胞具有增大的胞核和丰富双染的胞质

病例 58　　恶性黑色素瘤

临床资料

病史：患者，男性，43 岁，右大腿 1 处"高度非典型复合黑素细胞增生"。

临床诊断：非典型痣？发育不良痣？黑色素瘤？

描述

切片所示为重度非典型黑素细胞肿物。交界处成分显示重度非典型细胞融合性生长模式，符合黑色素瘤。但是，本例皮损的真皮成分为相对小细胞的痣样成分。在高倍镜下观察，真皮内浸润成分显示重度细胞学非典型性。因此，综合所有表现符合黑色素瘤，浸润至解剖学 IV 级。

诊断

恶性黑色素瘤，浸润深度 1.5 mm，解剖学 IV级；侧缘可见。

注：其他特征包括：

亚型	浅表播散型
表皮内成分	可见
垂直生长期	可见
溃疡形成	无
消退现象	无
核丝分裂率	3 处 /mm^2
肿瘤相关浸润淋巴细胞	无
血管 / 淋巴管侵犯	未见
显微卫星灶	无法评价
细胞类型	小细胞 / 痣样
前驱皮损	未见

点评 / 建议

我们可以认识到，真皮浸润性黑色素瘤可具有相对较小的肿瘤细胞。处于垂直生长期的黑色素瘤常常表现出细胞学异质性。常见的细胞亚群表现为小细胞 / 痣样形态。虽然其意义尚不明确，但是遇到这些改变时要与相关联的痣或误诊这些区域为痣样成熟（假成熟现象）鉴别，这些细胞亚群可能对诊断造成障碍。准确确定真皮内痣样成分是很困难的。作者之前的研究显示，DNA 羟甲基化（5- 羟甲基胞嘧啶）有助于鉴别非典型复合黑素细胞肿物的真皮内痣样成分。

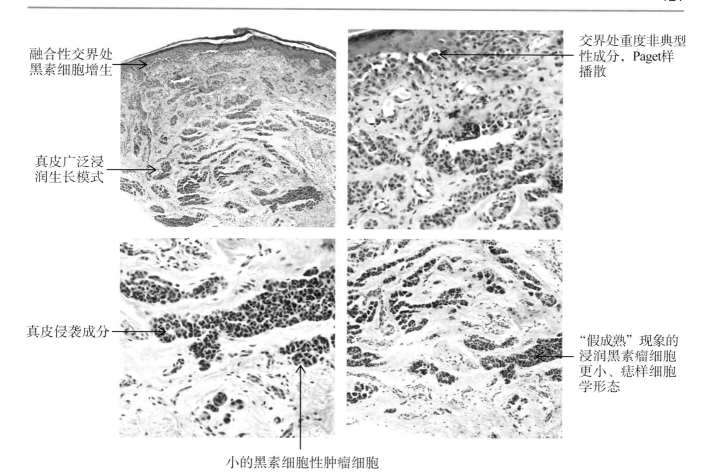

融合性交界处
黑素细胞增生

真皮广泛浸
润生长模式

交界处重度非典型
性成分，Paget样
播散

真皮侵袭成分

"假成熟"现象的
浸润黑素瘤细胞
更小、痣样细胞
学形态

小的黑素细胞性肿瘤细胞

病例 59　　恶性黑色素瘤

临床资料

　　病史：患者，男性，87岁，头皮皮损。

　　临床诊断：黑色素瘤？脂溢性角化症？

描述

　　活检标本（左列）：低倍镜下扫视交界处黑子样及局灶性成巢的黑素细胞增生，下方真皮可见纤维化。真皮纤维化伴非特异性慢性炎症。MART-1 和 SOX-10 免疫组化可支持诊断。再次切除标本（右列）：皮损表现与之前的活检标本相似，然而，真皮内明显的斑片状淋巴细胞浸润。S100 染色显示，真皮深层有结缔组织增生性黑色素瘤成分。

诊断

　　活检标本（左）：原位黑色素瘤，伴真皮浅层瘢痕。

　　再次切除标本（右）：恶性黑色素瘤，浸润深度约 1.4 mm（解剖学Ⅳ级）；其余见下文备注。

　　注：其他特征包括：

亚型	浅表播散型和结缔组织增生型
表皮内成分	可见
垂直生长期	可见
溃疡形成	无
消退现象	无
核丝分裂率	2 个 /mm^2
肿瘤相关浸润淋巴细胞	无
血管 / 淋巴管侵犯	未见
显微卫星灶	无法评价
细胞类型	上皮样 / 结缔增生的

点评 / 建议

　　有一项病史在作者作出诊断后才获悉：本例皮损发生于患者 7 年前活检部位瘢痕的基础上（活检诊断未知）。本病例提醒大家要鉴别真皮瘢痕与结缔组织增生性黑色素瘤，让我们受教良多。当病理学家发现日光损伤区原位黑色素瘤下方真皮富含细胞时，应当考虑到结缔组织增生性黑色素瘤。在这种情况下，S100 和 SOX-10 免疫组化染色对于证实或排除结缔组织增生性黑色素瘤的可能性是非常重要的。瘢痕组织可见 SOX-10 和 S100 阳性细胞，但应当是真皮内极少数细胞阳性。

环钻活检　　　　　　　　再次切除标本

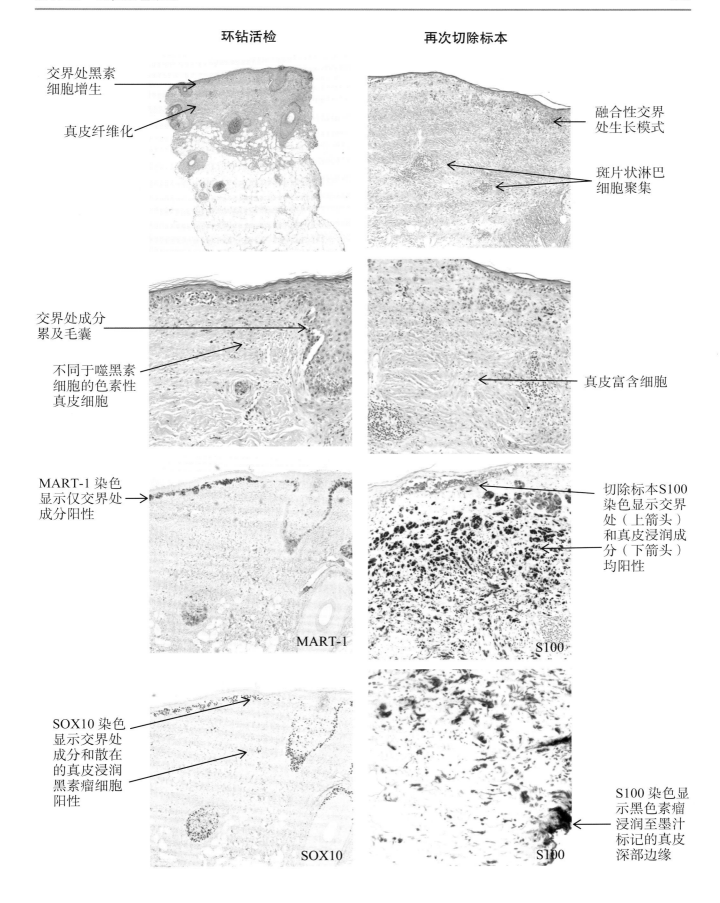

交界处黑素
细胞增生

真皮纤维化

融合性交界
处生长模式

斑片状淋巴
细胞聚集

交界处成分
累及毛囊

不同于噬黑素
细胞的色素性
真皮细胞

真皮富含细胞

MART-1 染色
显示仅交界处
成分阳性

MART-1

切除标本S100
染色显示交界
处（上箭头）
和真皮浸润成
分（下箭头）
均阳性

S100

SOX10 染色
显示交界处
成分和散在
的真皮浸润
黑素瘤细胞
阳性

SOX10

S100 染色显
示黑色素瘤
浸润至墨汁
标记的真皮
深部边缘

S100

病例 60　原位黑色素瘤，伴真皮瘢痕样消退现象

临床资料

病史：患者，男性，74 岁，上背部皮损。有光化性角化病和银屑病性关节炎病史。

临床诊断：黑色素瘤？脂溢性角化症？

描述

低倍镜下扫视显示黑子样和局灶性交界处成巢的黑素细胞增生，其下方真皮纤维化。虽然黑素细胞增生让人想到交界处雀斑样黑素细胞痣，然而，交界处细胞巢中的细胞明显的细胞学非典型性超出了痣中非典型性所应有的程度。在真皮纤维化和噬色素细胞浸润上方区域未见交界处成分。在真皮内这些噬色素细胞中，未见到真皮浸润性黑素细胞成分，并且通过免疫组化染色 CD68 阳性，MART-1 阴性确认了这一点。

诊断

原位黑色素瘤，伴真皮瘢痕样消退现象。

点评 / 建议

真皮瘢痕样消退现象与真正的创伤导致的真皮浅层瘢痕之间难以鉴别。本例的改变很细微，在真皮纤维化和色素性上皮样噬色素细胞浸润上方未见交界处成分，符合原位黑色素瘤及瘢痕样消退的基质改变。消退现象是人体免疫系统的一种令人惊奇的生物学过程，可以清除黑素细胞增生，在皮肤病理学中它仍有争议。消退现象可能出现于良性黑素细胞痣（例如晕痣）和黑色素瘤。在最早阶段，可以出现苔藓样炎症细胞浸润，清除真表皮交界处，称为"炎症性消退"。这样的免疫反应常见于其他情况，如扁平苔藓样角化症；这些皮损可出现消退现象，并且最终被人体的免疫细胞消除。有时，大部分结构和黑素细胞可被炎症所消除，故难以作出确定的诊断。在本例中，残留的黑素细胞增生的重度细胞学非典型性是消退的黑色素瘤的诊断线索。

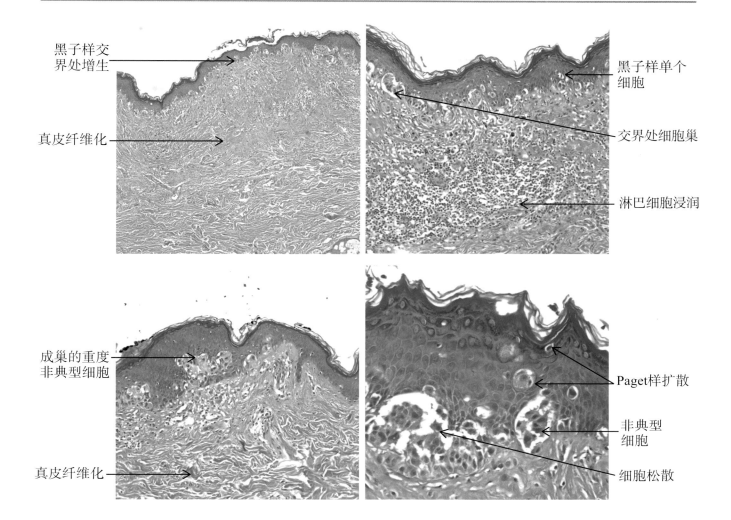

黑子样交界处增生

真皮纤维化

黑子样单个细胞

交界处细胞巢

淋巴细胞浸润

成巢的重度非典型细胞

真皮纤维化

Paget样扩散

非典型细胞

细胞松散

病例 61 肢端交界痣

临床资料

病史：患者，男性，9 岁，左足跖有一处 5 mm 色素性斑疹。

临床诊断：发育不良痣待除外。

描述

切片可以见到真表皮交界处黑子样且非常局灶性的巢状黑素细胞增生。增生的结构以黑子样为主，因此，这令人担心该皮损可能是雀斑样黑色素瘤。然而，细胞学上增生的黑素细胞没有异常。病理结果总体上高度符合早期发展阶段的交界痣，肢端型。

诊断

黑子样、巢状黑素细胞增生，伴有轻度年龄相关性上皮样细胞改变。

点评 / 建议

考虑到特定部位的黑子样增生模式，肢端黑素细胞皮损的诊断具有挑战性。最常见的鉴别诊断是交界痣和肢端原位雀斑样黑色素瘤。当遇到复合痣诊断就比较明确，尤其是具有分化良好的小的黑素细胞的真皮成分，高度提示皮损为良性，有助于复合痣的诊断。

肢端交界痣和肢端原位雀斑样黑色素瘤组织病理鉴别诊断表

肢端交界痣（Acral Junctional Nevus，AJN）	肢端原位雀斑样黑色素瘤（Acral Lentiginous Melanoma in Situ，ALM in Situ）	说明
多数呈巢状	多数为单个黑素细胞	< 3 mm 的肢端交界痣可能以单个细胞为主
当出现单个细胞，多数是在皮沟下方	当出现单个细胞，多数位于皮嵴下方，肢端汗管周围	肢端交界痣可能在皮嵴周围成巢
色素位于皮沟上方的柱形区域	色素遍布角质层	切面垂直于皮沟时更为明显
无树突，或有短而平的树突	树突长，不平坦，延伸至棘层全层	
树突围绕基底部黑素细胞不形成网状结构	树突围绕基底部黑素细胞形成网状结构	
细胞体积小	含有灰尘样黑色素的大而长或者圆形的 Paget 样细胞	
细胞巢结构紧密	细胞巢结构松散	
细胞巢大小、形状一致	细胞巢大小、形状不一致	< 3 mm 的肢端交界痣可能缺少细胞巢
细胞巢互不融合	细胞巢互相融合	
境界清	境界不清	这一标准仅适用于出现细胞巢时
当细胞在交界处上方时，通常位于皮沟下方	当细胞在交界处上方时，通常位于皮嵴下方或遍布表皮全层	切面垂直于皮沟时更为明显

摘自 Arch Pathol Lab Med. 2011 Jul；135（7）：847-52.（PMID：21732773）

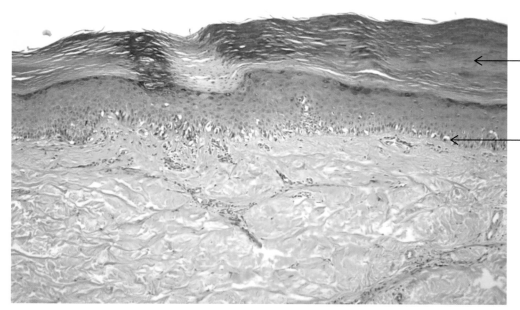

角质层明显增厚，
提示为肢端皮肤

真表皮交界处黑子
样黑素细胞增生

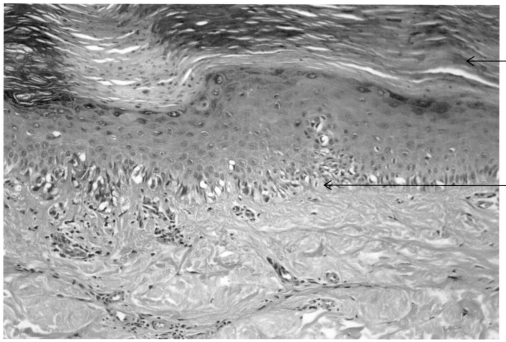

角质层出现局灶性
黑色素

本例的黑素细胞较大、
上皮样改变与年龄相关，
细胞学无非典型性

病例 62 　　肢端雀斑样型黑色素瘤

临床资料

患者，男性，87 岁，左示指一处高度不对称的暗褐色斑疹。

临床诊断： 黑色素瘤？发育不良痣？其他？

描述

切片显示沿真表皮交界处的黑子样黑素细胞增生，延伸至组织边缘。可见 4 mm 钻取活检的劈裂现象，提示这是一个不完整的活检标本。表皮棘层肥厚，钉突延长，饱满的黑素细胞，核深染，核周有晕环绕。黑素细胞可见粗的树突并在基底细胞周围形成网状结构。可见少量 Paget 样扩散的 Paget 样细胞，胞质丰富及灰尘样黑色素。不同于良性肢端痣中的柱状色素，本皮损的色素沿角质层广泛分布。此活检标本中巢状结构不多。MART-1 免疫组化显示，黑色素瘤沿真皮深层小汗腺导管广泛分布。

诊断

恶性黑色素瘤，浸润深度至少 1.8 mm，解剖学Ⅳ级。

点评 / 建议

在复审的单张切片中，可见一处很可能、但不明确的真皮内核丝分裂。由于切片是非垂直性的，故最大浸润深度难以确定。而且，由于黑色素瘤延伸至该活检标本的下缘，上述的测量可能低估了真实的浸润深度。需要再次切除并对组织学预后参数进行重新评估。

注： 其他方面包括：

亚型	肢端
表皮内成分	可见
垂直生长期	可见
溃疡形成	无
消退现象	可能部分存在
核丝分裂率	见"点评"
肿瘤相关浸润淋巴细胞	可见，不活跃
显微卫星灶	不适用
细胞类型	上皮样
前驱皮损	无

肢端雀斑样黑色素瘤，尤其早期皮损，诊断很具挑战性。这可能是因为肢端雀斑样黑色素瘤生长及进展缓慢的特点，使得其经过多年但仍保持平坦的外观。肢端黑素细胞皮损的直径是诊断肢端雀斑样黑色素瘤的一个重要因素，肢端雀斑样黑色素瘤的直径常大于 7 mm。对于病理医师来说，分析较大皮损的局部活检标本中见到的细微组织学特点是非常重要的。

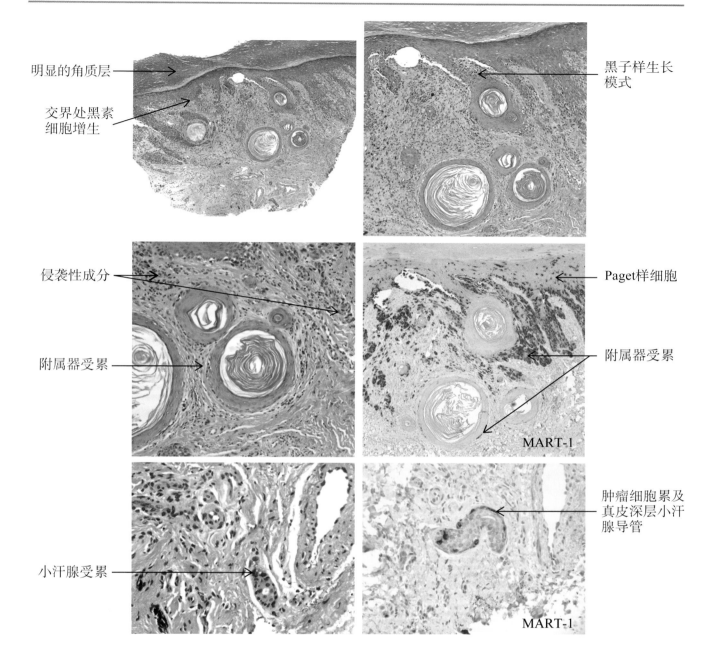

明显的角质层

交界处黑素细胞增生

黑子样生长模式

侵袭性成分

附属器受累

Paget样细胞

附属器受累

MART-1

小汗腺受累

肿瘤细胞累及真皮深层小汗腺导管

MART-1

病例 63 先天性痣，伴意义未定的浅表非典型黑素细胞增生（SAMPUS）

临床资料

病史：患者 7 周大男婴，自出生起即有一处巨大黑素细胞痣，自头颈部至背部。项背部皱褶处有一个质硬结节性区域。切除此结节性区域作组织学检查。

临床诊断：除外起源于先天性痣的恶性黑色素瘤。

描述

切片显示广泛的黑素细胞增生，累及表皮和真皮浅层及深层。表皮黑素细胞为上皮样，伴有小而深染的细胞核，胞质丰富。增生为黑子样并成巢状，局部融合。可见多处灶性 Paget 样扩散。在真皮浅层，黑素细胞形成巢状结构，细胞学上与表皮中的黑素细胞类似，呈上皮样，伴有小而深染的细胞核，胞质丰富。少量的核丝分裂。细胞气球样变性明显。真皮中层可见黑素细胞巢的成熟现象，细胞巢更小，细胞也更小、胞质更少。

在真皮深层 / 皮下组织，黑素细胞的形态更加接近卵圆形、梭形。在一些区域，黑素细胞围绕肌纤维生长，且处于程度不一的血管性神经纤维瘤样基质中。

诊断

先天性痣，伴意义未定的浅表非典型黑素细胞增生（SAMPUS）。

点评 / 建议

伴有 Paget 样扩散的融合性黑子样表皮内生长支持发生于先天性痣的 SAMPUS 的诊断。因为送到作者会诊中心的具有挑战性的黑素细胞皮损都是疑难病例，不能简单地将其归入非黑即白的二元性诊断分类之中。所以，作者认为，本例皮损最好描述诊断为"SAMPUS"。尤其是见于新生儿（如本例）时，病程为良性。推荐进行密切地临床随访。

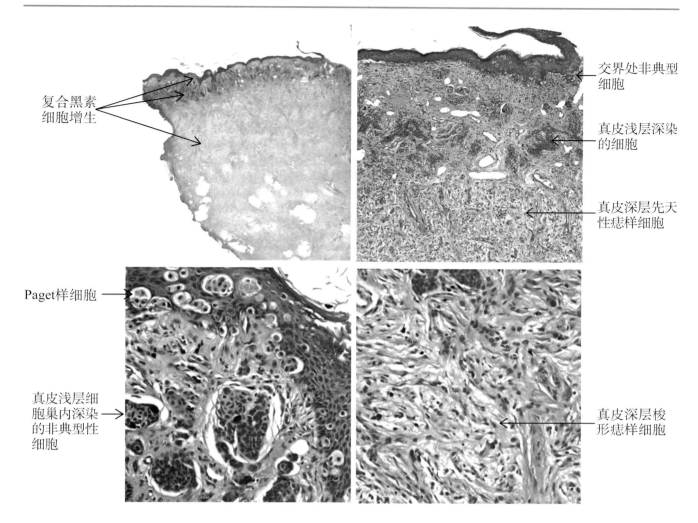

复合黑素
细胞增生

交界处非典型
细胞

真皮浅层深染
的细胞

真皮深层先天
性痣样细胞

Paget样细胞

真皮浅层细
胞巢内深染
的非典型性
细胞

真皮深层梭
形痣样细胞

病例 64　　重度非典型真皮黑素细胞增生

临床资料

病史： 患者，男性，46岁，颈后皮损（"紫色质软活动性丘疹"）。

临床诊断： 疑似多发性肤色息肉状痣"BAPoma"。

描述

此切片可见一个真皮内的黑素细胞肿瘤，真皮中由相对较大的上皮样黑素细胞和相对较小的痣样黑素细胞共同组成。BAP-1免疫组化染色显示较大的上皮样细胞不表达BAP-1，而较小的黑素细胞表达BAP-1。增生指数较低，Ki67/MART-1免疫组化双重标记突显了这一点。虽然细胞显示重度非典型性，但真皮内黑素细胞成分未见明显核丝分裂。

诊断

重度非典型真皮黑素细胞增生；累及切缘。

点评/建议

本例的所有病理表现结合BAP-1表达丢失，用"BAPoma"来解释较为合适。BAP-1（BRCA相关蛋白-1）生殖系突变首先在两个多发性肤色息肉状痣（称为"BAPoma"）的家系中发现。后来更多的研究发现，BAP-1的丢失并不完全是特异性的，在非典型Spitz样肿瘤和葡萄膜黑色素瘤等疾病中也有BAP-1标记丢失的报道。BAPoma也被认为是"非典型Spitz样肿瘤伴BAP-1丢失"。因为本例相较以往遇到的BAP-1阴性痣，有更多的细胞非典型性，我们认为本例最好归为未确定恶性潜能的黑素细胞肿瘤（MELTUMP）类别中的原发性复合重度非典型黑素细胞增生。因此，结合临床信息（包括家族史）和病理有助于除外这些可能性。

需要说明的是BAP-1表达丢失和被免疫组化染色检出，与皮肤黑素细胞增生的良、恶性并不等同。BAP-1突变可见于很多黑素细胞疾病，如BAPoma痣、MELTUMP，也可见于恶性黑色素瘤的一种亚型。BAP-1阴性黑色素瘤可能继发于散发突变或生殖系突变。因此，最近提出了"BAP-1失活的黑素细胞肿瘤"这一名称，用来描述BAP-1失活的黑素细胞皮损。最近报道了"BAP-1失活的黑素细胞肿瘤"的一系列组织学表现谱，包括Spitz样细胞形态（69%）、较小的上皮样细胞不伴Spitz样特征（31%）和横纹肌样细胞学特征（58%）。

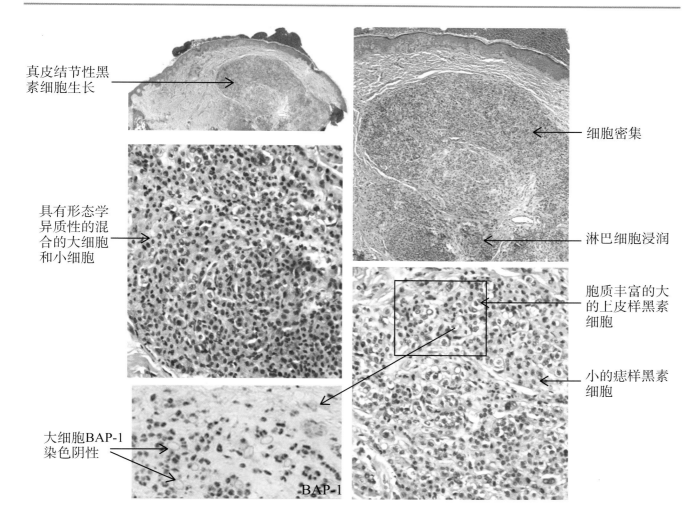

真皮结节性黑素细胞生长

具有形态学异质性的混合的大细胞和小细胞

大细胞BAP-1染色阴性

BAP-1

细胞密集

淋巴细胞浸润

胞质丰富的大的上皮样黑素细胞

小的痣样黑素细胞

病例 65　　恶性黑色素瘤

临床资料

病史：患者，女性，52岁，有雀斑病史多年，近几年发现左侧前臂的两处雀斑融合和变化。

临床诊断：非典型色素性皮损。

描述

低倍镜下可见一个表面溃疡性圆顶状真皮内黑素细胞肿瘤，由相对苍白的细胞和周边片状浸润的淋巴细胞组成。高倍镜下可分辨出该皮损由大的非典型上皮样黑素细胞和较小的黑素细胞成分组成。真皮内黑素细胞有明显的非典型性，细胞核轮廓粗糙，核仁明显及粗大凝聚的染色质。免疫组化染色显示，黑色素瘤细胞 S100、MART-1、BAP-1 染色阳性。真皮内黑素细胞增生指数增加。

诊断

恶性黑色素瘤。浸润深度至少 2.1 mm。解剖学分级至少Ⅳ级；累及切缘。

点评/建议

注：其他特征包括：

亚型	未定类
表皮内成分	可见
垂直生长期	可见
溃疡	可见
退行性变	未见
核分裂率	$2/mm^2$
肿瘤相关浸润淋巴细胞	不能完全评估
血管/淋巴管浸润	未见
显微卫星灶	不能估评
细胞类型	上皮样和小细胞
前驱皮损	未发现
其他特征，还可见局灶性神经周围浸润	

对比上一个病例（病例64），本例黑色素瘤会让人想起 BAPoma。但本例有重度的非典型性，明显是恶性的。因为 BAP-1 失活的黑素细胞皮损中的"BAP-1 失活的黑素细胞肿瘤"包括一组细胞学呈 Spitz 样或上皮样的恶性黑色素瘤亚型。在皮损中 BAP-1 免疫组化染色阳性有助于进一步支持恶性黑色素瘤的诊断。

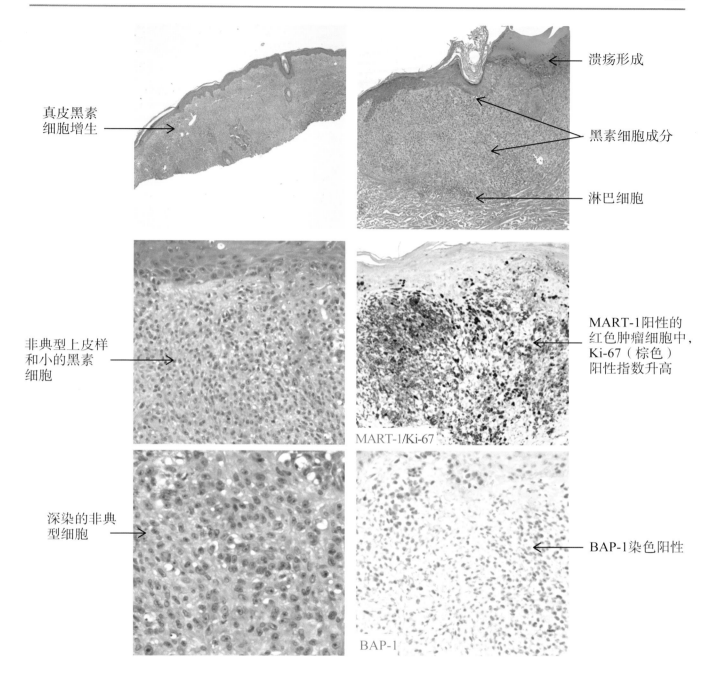

真皮黑素
细胞增生

溃疡形成

黑素细胞成分

淋巴细胞

非典型上皮样
和小的黑素
细胞

MART-1阳性的
红色肿瘤细胞中，
Ki-67（棕色）
阳性指数升高

MART-1/Ki-67

深染的非典
型细胞

BAP-1染色阳性

BAP-1

病例 66　　神经母细胞性错构瘤

临床资料

　　病史：患者，女性，25岁，骶部"暗黑色深部浸润皮损"。

　　临床诊断：表皮样囊肿？黑色素瘤？蓝痣？

描述

　　低倍镜下可见真皮内边界清晰的小叶状和巢状的梭形黑素细胞增生，形成漩涡和束，细胞学上，像是施旺神经母细胞。高倍镜下显示成簇的梭形细胞和富含色素的树突状色素细胞。免疫组化显示神经样结构内 S-100 和 HMB-45 弥漫性着色，并且色素细胞深达真皮深部，局灶性神经周围受侵犯。

诊断

　　符合神经母细胞性错构瘤。

点评 / 建议

　　目前认为神经母细胞性错构瘤是神经嵴来源的细胞异常发展所致。神经嵴衍生的细胞呈谱系分化，包括纤维源性、黑素细胞源性及神经支持细胞性分化，有助于局部间充质的形成和发展，尤其是在头部。认识神经母细胞性错构瘤的重要性在于，这种色素性皮损在不可预测的时期可能转化为恶性黑色素瘤。不像本罕见类型的其他许多病例，本皮损缺乏明显的毛囊分化，但可见到典型的神经样错构瘤区域。正因本病具有恶性侵袭性转化的潜能，建议完全切除，并定期随诊。

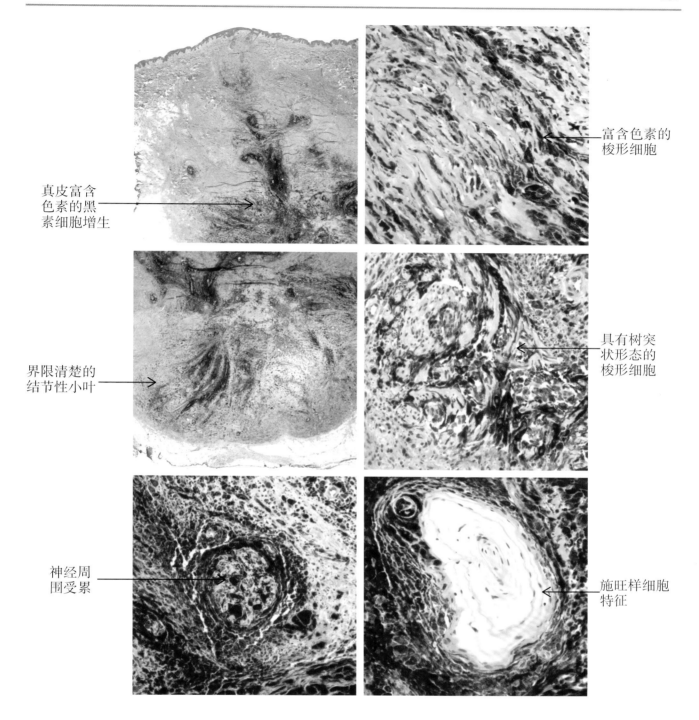

真皮富含
色素的黑
素细胞增生

界限清楚的
结节性小叶

神经周
围受累

富含色素的
梭形细胞

具有树突
状形态的
梭形细胞

施旺样细胞
特征

病例 67   结缔组织增生性黑色素瘤

临床资料

　　病史：女性，43 岁，左上臂粉红色结节。

　　临床诊断：皮肤纤维瘤？痒疹？囊肿

描述

　　这种皮损很少见，其伴随的胶原结构显示一种席纹状胶原瘤样模式。诊断线索包括浸润成分 S-100 阳性，Melan-A 和 HMB-45 阴性，周围斑片状淋巴浆细胞样浸润，以及高倍镜下浸润性梭形细胞核成角，染色深。

诊断

　　恶性黑色素瘤。浸润深度约 3.1 mm，解剖学级别Ⅳ级，横径 4.0 mm，深达 5.0 mm。

　　注：其他特征包括：

亚型	结缔组织增生性
表皮内成分	缺如
垂直生长期	存在
溃疡	缺如
消退	缺如
核丝分裂率	0/mm^2
肿瘤相关浸润淋巴细胞	存在，不活跃
血管 / 淋巴管浸润	未发现
显微卫星灶	未发现
细胞类型	梭形
前驱皮损	未发现

点评 / 建议

　　结缔组织增生性黑色素瘤在 HE 切片上的典型表现为浸润性黑色素瘤伴大量胶原基质，使肿瘤呈现粉红色瘢痕样外观。顾名思义，结缔组织增生性黑色素瘤由梭形细胞组成，细胞形态单一，可伴或不伴有表皮和（或）毛囊上皮的原位黑色素瘤。结缔组织增生性黑色素瘤的神经受累常见，且通常伴随深部浸润。常常需要免疫组化来评估此种肿瘤的厚度。此外，S-100、MART-1（Melan A）和 HMB-45 可用于鉴别良性痣和其他非黑素细胞性类似组织学表现的肿瘤。

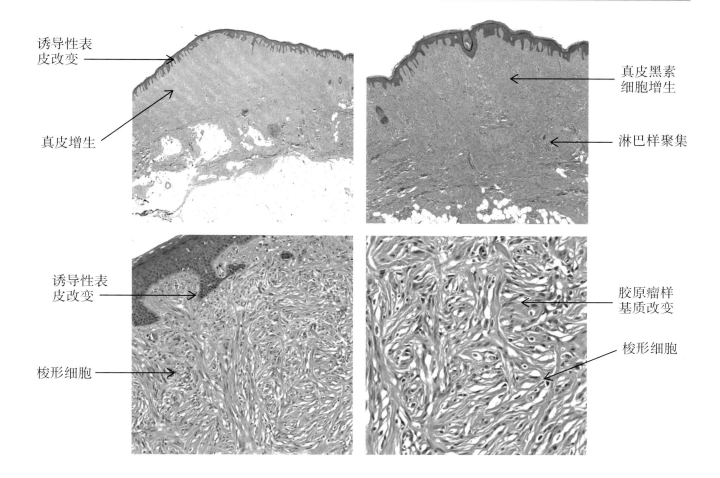

诱导性表
皮改变

真皮增生

真皮黑素
细胞增生

淋巴样聚集

诱导性表
皮改变

梭形细胞

胶原瘤样
基质改变

梭形细胞

病例 68　　恶性黑色素瘤

临床资料

　　病史：女性，35 岁，胫骨区色素性皮损。

　　临床诊断：除外恶性病变。

描述

　　低倍镜下，切片可见真皮内多发膨大的结节性黑素细胞肿瘤，尽管缺乏常见的富含色素的细胞性蓝痣样细胞，此肿瘤的生长模式仍提示无色素性细胞型蓝痣。然而，肿瘤细胞具有细胞学重度的非典型性，同时具有多形性、染色质分布不均匀、核轮廓也不规则，核仁明显。真皮内偶见核丝分裂象，真皮内核丝分裂率为每平方毫米 3 个。

诊断

　　符合恶性黑色素瘤，结节性，浸润深度约 7.8 mm，解剖学分级 V 级。

　　注：其他特点还有：

亚型	结节型
表皮内成分	缺如
垂直生长期	存在
溃疡	缺如
消退	缺如
有丝分裂率	3/mm^2
肿瘤相关浸润淋巴细胞	缺如
显微卫星现象	未发现
细胞类型	上皮样和梭形
前驱皮损	缺如

点评 / 建议

　　免疫组化染色 MART-1 和 HMB-45 有助于区别无色素性蓝痣和结缔组织增生性恶性黑色素瘤。无色素性蓝痣 MART-1 和 HMB-45 染色常为阳性，而结缔组织增生性恶性黑色素瘤均为阴性。此例肿瘤具有的重度细胞学非典型性，超出了良性黑素细胞增殖性疾病的界限，因此，这是一个结节性黑色素瘤模拟无色素性黑素细胞痣的案例。最近有研究发现，结节性黑色素瘤更常见缺乏淋巴细胞浸润肿瘤的现象，并提示结节性黑色素瘤与原发性黑色素瘤在免疫原性上存在差异的可能性，且结节性黑色素瘤是否可能具有特殊的毒性。

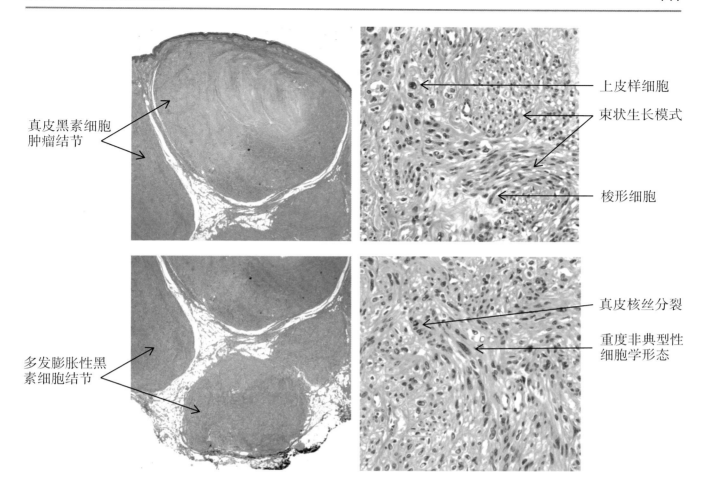

真皮黑素细胞
肿瘤结节

多发膨胀性黑
素细胞结节

上皮样细胞

束状生长模式

梭形细胞

真皮核丝分裂

重度非典型性
细胞学形态

病例 69　　色素性上皮样黑素细胞瘤

临床资料

病史：患者，女性，48岁。头皮色素痣。

临床诊断：非典型痣。

描述

这是一个难以准确归类的复杂病例。切片显示一个真皮内富含色素的黑素细胞肿物，伴有大量噬色素细胞。混杂的细胞为大的具有明显核仁的非典型上皮样细胞和梭形细胞。

总体上，我们相信，也许考虑本例皮损具有不明确生物学潜能最合适。相似的皮损已被归入"色素性上皮样黑素细胞瘤"之中。本例皮损毗邻标本边缘，建议再次进行切除至边缘干净。应对本例患者进行评估，明确是否为 Carney 综合征（黏液瘤综合征）的皮损。需要结合临床。

诊断

转移潜能不确定的富含色素的非典型黑素细胞肿瘤，又名色素性上皮样黑素细胞瘤。

点评 / 建议

本例色素性上皮样黑素细胞瘤是一种含有丰富色素的真皮黑素细胞肿瘤，由含有丰富色素的上皮样和较长树突的梭形细胞群组成。色素性上皮样黑素细胞瘤这一术语最初被用来描述一组具有"动物型黑色素瘤"和 Carney 综合征中的上皮样蓝痣的组织学特点的黑素细胞肿瘤，目前文献报道不足 200 例。色素性上皮样黑素细胞瘤的确切性质目前仍有争议。多数学者认为这是一种转移潜能不确定的低度恶性的肿瘤。虽然有深部浸润，且扩散至区域淋巴结的报道，但很少出现转移。即使发生转移，本病的预后也好于浸润深度相同的典型恶性黑色素瘤。

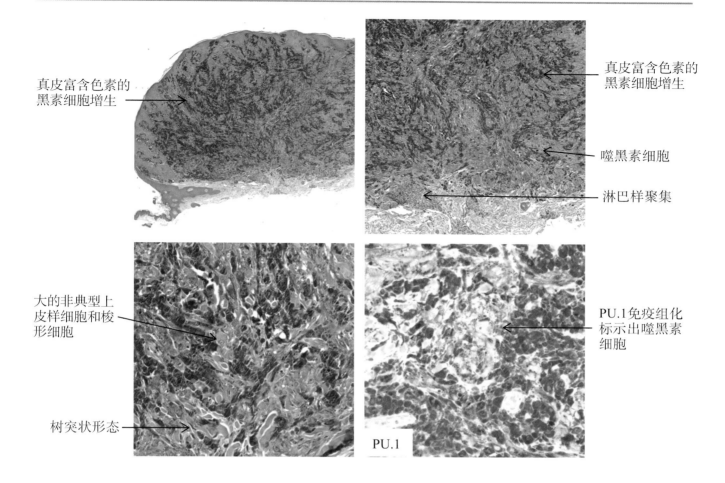

真皮富含色素的
黑素细胞增生

真皮富含色素的
黑素细胞增生

噬黑素细胞

淋巴样聚集

大的非典型上
皮样细胞和梭
形细胞

树突状形态

PU.1免疫组化
标示出噬黑素
细胞

PU.1

病例 70　　恶性黑色素瘤

临床资料

病史：患者，男性，65 岁，面颊部色素性皮损。

临床诊断：雀斑？恶性雀斑样痣？

描述：活检标本（左列）；再次切除标本（右列）

削切活检是在再次切除标本 4 周前进行的。削切活检标本可见真表皮交界处乏细胞性黑素细胞增生，细胞具有中度细胞学非典型性。最初被诊断为原位黑色素瘤。但是，真皮浅层可见少量具有显著细胞学非典型性的上皮样细胞，疑为浸润性黑色素瘤。在再次切除的标本中，邻近瘢痕处可见真表皮交界处更为显著的非典型性成分，具有重度细胞学非典型性。另外，真皮中有瘢痕样梭形黑素细胞成分，容易被误认为真皮纤维化。SOX-10 免疫组化染色显示由混合性上皮样细胞和梭形细胞组成的真皮黑素细胞增生。总体上讲，本例皮损是一例浸润性黑色素瘤，浸润深度 3.5 mm，累及皮下脂肪组织，解剖学 V 级。

诊断

削切标本：复合黑素细胞增生的一部分，表皮内和真皮内部分均有重度非典型性，符合浸润性黑色素瘤浅层的表现。

再次切除标本：恶性黑色素瘤，浸润深度 3.5 mm，解剖学 V 级。

注：其他特征包括：

亚型	混合性上皮样和梭形细胞
表皮内成分	可见
垂直生长期	可见
溃疡形成	无
消退现象	无
核丝分裂率	0/mm^2
肿瘤相关淋巴细胞浸润	可见，不活跃
显微卫星灶	未见
细胞类型	梭形细胞 / 结缔组织增生性
前驱皮损	无
其他方面	可能存在神经周围浸润

点评 / 建议

对于具有重度日光损伤的皮肤，在原位黑色素瘤成分下方的真皮细胞中，要特别留意除外梭形细胞 / 结缔组织增生性黑色素瘤成分。

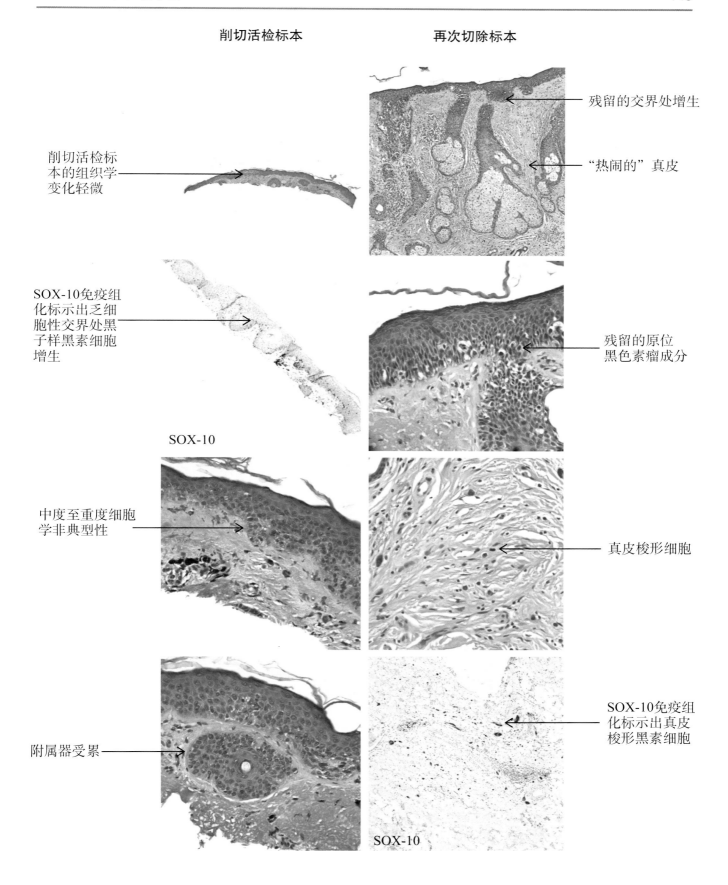

削切活检标本   再次切除标本

削切活检标本的组织学变化轻微

残留的交界处增生

"热闹的"真皮

SOX-10免疫组化标示出乏细胞性交界处黑子样黑素细胞增生

SOX-10

残留的原位黑色素瘤成分

中度至重度细胞学非典型性

真皮梭形细胞

附属器受累

SOX-10免疫组化标示出真皮梭形黑素细胞

SOX-10

病例 71　　恶性蓝痣（起源于细胞性蓝痣的黑色素瘤）

临床资料

病史：患者，男性，35 岁，前部头皮有一处色素性皮损。

临床诊断：恶性肿瘤待除外。

描述

切片显示真皮内细胞性黑素细胞增生，主要由富含色素的纤细树突突起的梭形细胞组成，符合细胞性蓝痣。然而，还存在另一种重度非典型性的上皮样细胞，胞质丰富，细胞核轮廓不规则，染色质凝聚，核仁明显。真皮核丝分裂数是 3 个 /mm²。未见溃疡形成及淋巴血管浸润。有一个从细胞性蓝痣到恶性黑色素瘤结节的突然转变区域，其在低倍镜下表现为真皮内不对称结节结构。

诊断

细胞性蓝痣，伴有局灶性恶性转化，符合恶性蓝痣（起源于细胞性蓝痣的黑色素瘤），侵袭深度 **2.7 mm**，**Ⅳ级**。

点评 / 建议

大多数黑色素瘤被认为发生于正常皮肤，约 30% 的黑色素瘤可以发生于先前存在的良性痣或发育不良痣。术语"恶性蓝痣"指一组罕见的、异质性的黑色素瘤，这类黑色素瘤可发生于普通蓝痣或细胞性蓝痣（又名恶性蓝痣），也可发生于正常皮肤且类似细胞性蓝痣。若没有合并存在细胞性蓝痣成分，本例皮损将无法与典型的结节型黑色素瘤进行区分。关于本病属于黑色素瘤还是一个独特的实体，目前仍有争议。一项大规模全国性注册研究显示，恶性蓝痣更常见于有色人种，且可有转移；黑色素瘤患者和恶性蓝痣患者的临床行为和生存数据相似。因此，作者建议对本例皮损进行扩切 2 cm 的再次切除，同时进行仔细的筛查和随访，以保证避免局部残留 / 复发。应当考虑前哨淋巴结活检，因为恶性蓝痣可能表现一个侵袭性的临床病程。

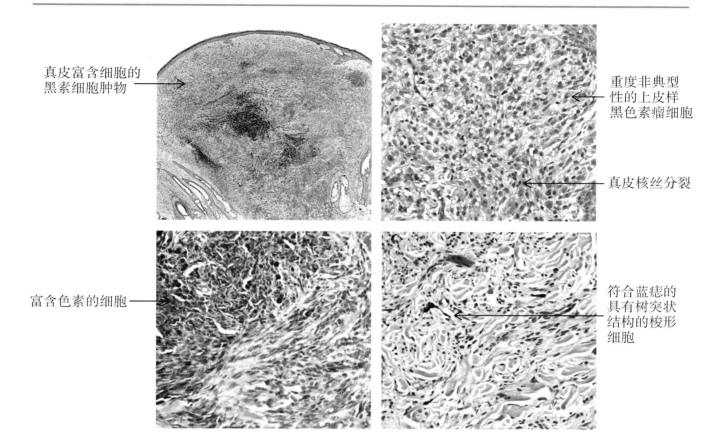

真皮富含细胞的
黑素细胞肿物

重度非典型
性的上皮样
黑色素瘤细胞

真皮核丝分裂

富含色素的细胞

符合蓝痣的
具有树突状
结构的梭形
细胞

病例 72　　痣细胞痣和硬化性 Spitz 痣联合痣

临床资料

病史：患者，女性，18 岁。左侧颊部皮损。

临床诊断：除外激惹性复合痣。

描述

切片显示一个良性联合痣，真皮中央成分为硬化性 Spitz 痣细胞，两侧由小巢状黑素痣细胞组成。真皮内成分随深度增加不再成巢，呈现出成熟现象。高倍镜下，其中一种成分显示 Spitz 痣的细胞学特征，典型的双染胞质和清晰的核轮廓。

诊断

联合性痣细胞痣和硬化性 Spitz 痣，伴有衰老的非典型性（详见"点评"）。

点评 / 建议

不同程度的衰老性非典型性伴一些核深染和核内假包涵体是导致该皮损形态不寻常的原因。皮损浅层有一个核丝分裂，然而并不能因此将其诊断为恶性，特别是在这个年龄段的患者，在良性痣中经常可见个别正常的核丝分裂。尽管如此，外观不寻常的痣应谨慎、完整地重新切除以防其在瘢痕组织处复发，后者诊断更为困难。

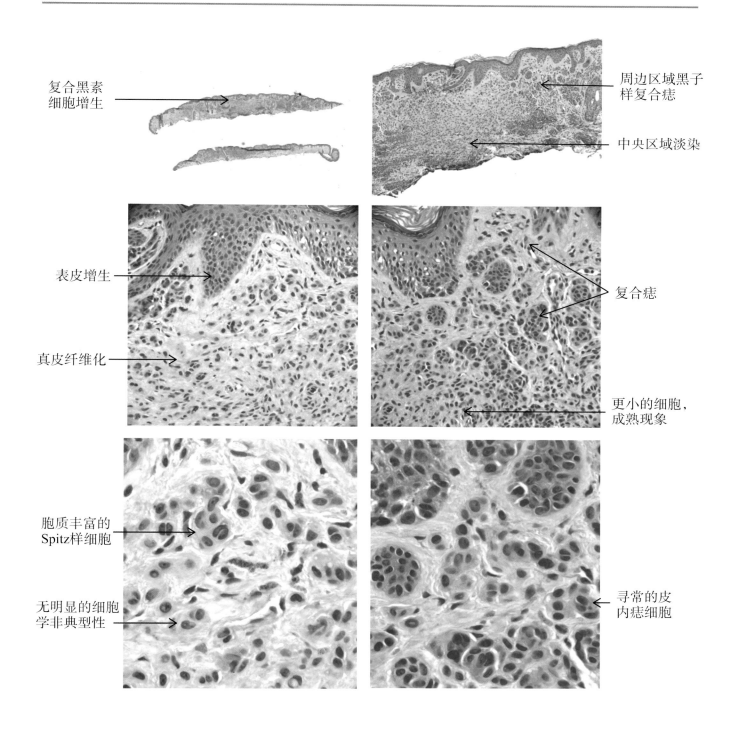

复合黑素
细胞增生

周边区域黑子
样复合痣

中央区域淡染

表皮增生

复合痣

真皮纤维化

更小的细胞,
成熟现象

胞质丰富的
Spitz样细胞

无明显的细胞
学非典型性

寻常的皮
内痣细胞

病例 73　　黑子样复合痣，生殖器型

临床资料

　　病史：患者，女性，58 岁。左侧阴唇皮损。

　　临床诊断：色素性皮损。

描述

　　削切活检标本的切片显示黑子样复合黑素细胞增生。表皮内成分表现为交界处细胞巢形成，伴明显的黑素合成。真皮内成分呈现成熟和正常的细胞学。高倍镜下有重度细胞学非典型性，表现为核膜不光滑和染色质粗糙。个别细胞 Paget 样扩散，但是由于切片较浅，故精确评估很困难。

诊断

　　黑子样复合痣，生殖器型，伴有中至重度浅表非典型性。

点评 / 建议

　　生殖器部位的痣通常可见结构紊乱，符合特殊部位痣的特征。尽管发生在青至中年女性生殖器部位的痣经常可见到非典型性，但本例这种程度的细胞学非典型性超出了特殊部位痣的范畴，最好认为其具有不确定的生物学意义。如果技术允许，一般建议谨慎地完整切除，以防止局部残留 / 复发。

复合黑素
细胞增生

真皮痣样成分

交界处细胞巢

交界处
细胞巢

交界处黑子
样细胞

交界处黑子
样增生

明显的黑
素合成

病例 74　起源于伊藤痣的恶性黑色素瘤，伴淋巴结转移

临床资料

　　病史： 患者，女性，41 岁，中国人。左胁部先天痣（超过 10 cm）上近期出现丘疹。

　　临床诊断： 起源于先天痣的黑色素瘤。

描述

　　切片显示真皮深部一个有明显非典型性的黑素细胞结节，伴有坏死和较多的核丝分裂象，符合黑色素瘤。观察整张切片显示单个色素性树突状黑素细胞杂乱地分布于真皮中层的胶原间，符合真皮内黑素细胞增生症（伊藤痣）。另外，三个左腋下的前哨淋巴结之一显示转移性黑色素瘤替代了大部分淋巴结髓质。

诊断

　　起源于伊藤痣的恶性黑色素瘤，伴淋巴结转移。

点评 / 建议

　　真皮内黑素细胞增生症包括蒙古斑（腰骶部）、太田痣（面部三叉神经区域）和伊藤痣（肩部和手臂），通常表现为直径 1 ~ 10 cm 的弥漫性色素性斑片。这些病变常见于亚洲或非洲患者，皮损常在出生时出现或在儿童期进展。真皮内黑素细胞增生症发生恶变是极罕见的。起源于真皮内黑素细胞增生症的原发性皮肤黑色素瘤的文献报道屈指可数。这是一例发生于中国女性的起源于先天性伊藤痣的黑色素瘤病例。通过对本例肿瘤组织进行靶向二代测序检测到 *GNAQ* 和 *BAP1* 基因突变。该患者的黑色素瘤发生了淋巴结和肝转移。因此，观察提示真皮内黑素细胞增生症恶变的临床变化，比如在已有的斑片皮损的基础上出现丘疹或皮下结节，是很重要的。

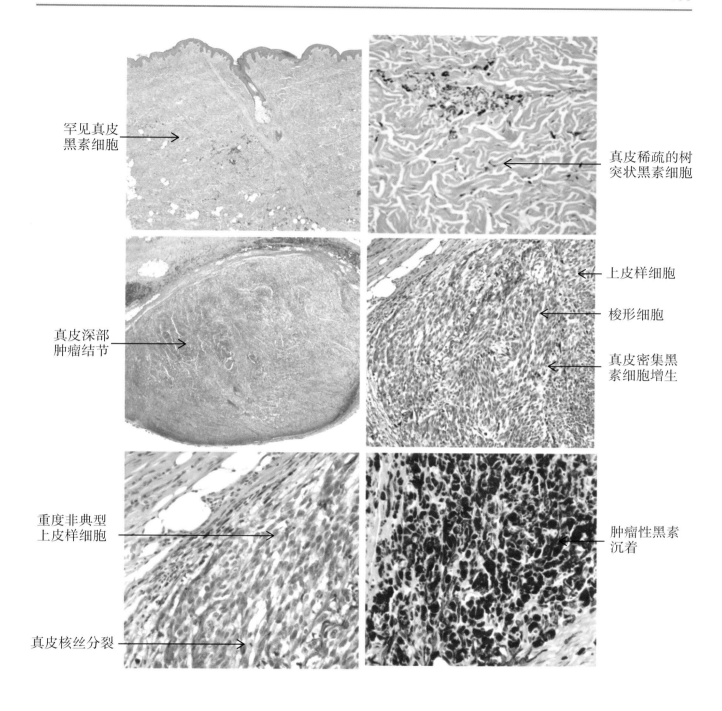

罕见真皮
黑素细胞

真皮稀疏的树
突状黑素细胞

真皮深部
肿瘤结节

上皮样细胞

梭形细胞

真皮密集黑
素细胞增生

重度非典型
上皮样细胞

肿瘤性黑素
沉着

真皮核丝分裂

病例 75   恶性黑色素瘤伴浸润性 / 上皮样特征

临床资料

病史：患者，女性，88岁。右颞部后侧不规则棕色斑疹。

临床诊断：黑子样复合痣可能，除外黑色素瘤。

描述

该切片显示一个重度非典型复合黑素细胞肿瘤。尽管低倍镜下该肿瘤呈现黑子样复合痣的结构特征，但是高倍镜下明显的细胞学非典型性，包括多形性以及不规则的核轮廓、粗大的染色质模式。真皮内肿瘤细胞浸润至基质，其呈纤维化和硬化改变。

诊断

恶性黑色素瘤伴浸润性 / 上皮样特征，浸润测量深度至少 1.5 mm，至少Ⅳ级。

点评 / 建议

在低倍镜下皮损呈现复合痣结构，交界痣仅剩残留灶，皮损可能发生于此处。然而真皮内散在的单个上皮样和个别成巢的肿瘤细胞具有明显的细胞非典型性，符合黑色素瘤真皮深部浸润。未见核丝分裂，Ki-67 指数升高。硬化基质改变也见于良性痣。考虑到显著的细胞学非典型性，本例整体表现符合恶性黑色素瘤。建议完整切除以防残留 / 复发，同时建议密切观察随访。

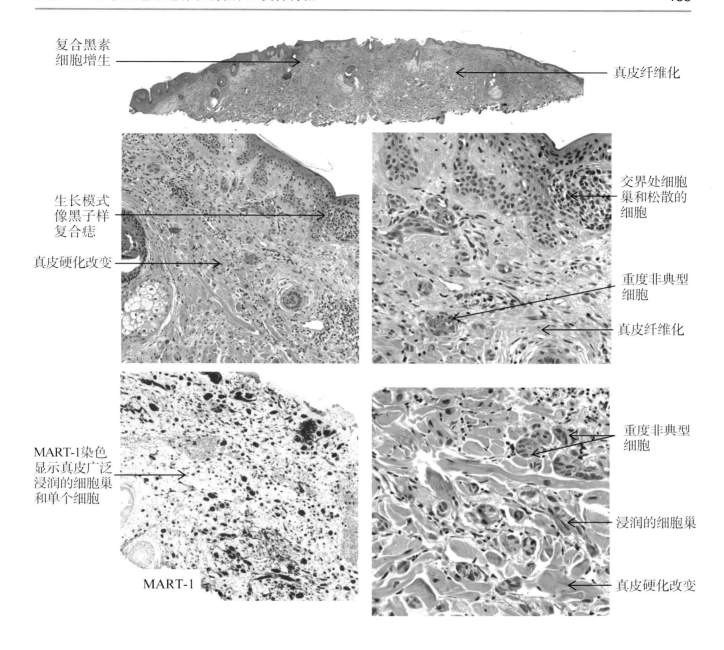

复合黑素
细胞增生

真皮纤维化

生长模式
像黑子样
复合痣

真皮硬化改变

交界处细胞
巢和松散的
细胞

重度非典型
细胞

真皮纤维化

MART-1染色
显示真皮广泛
浸润的细胞巢
和单个细胞

MART-1

重度非典型
细胞

浸润的细胞巢

真皮硬化改变

病例 76　　恶性黑色素瘤

临床资料

病史：患者，男性，60 岁，右侧背部红色斑块，伴有消退区域（1.5 cm×1.0 cm 皮损）。

临床诊断：恶性黑色素瘤。

描述

切片显示重度非典型性的黑子样复合黑素细胞肿物，符合恶性黑色素瘤。真皮内有较深的成分，由小的／痣样细胞巢组成。本例切片的细胞学随着浸润深度增加而呈渐变的连续谱，从较为浅表的上皮样黑色素瘤细胞逐渐变为更小的、更像痣样的细胞。

诊断

恶性黑色素瘤，浸润深度 **0.8 mm**，解剖学Ⅳ级（至少）；延伸至组织边缘。

注：其他方面包括：

亚型	浅表播散型
表皮内成分	可见
垂直生长期	可见
溃疡形成	未见
消退现象	可见
核丝分裂率	2/mm^2
肿瘤相关浸润淋巴细胞	无
血管／淋巴管浸润	未见
显微卫星灶	未见
细胞类型	上皮样／小细胞
前驱痣	未见

点评／建议

本例的挑战是要明确较深的巢状痣样细胞是小的浸润性黑色素瘤细胞还是先前存在的痣。虽然皮损的底部细胞明显小于具有更大的核质比的经典黑色素瘤细胞，但也不像痣细胞，这些细胞的核不规则、核成角，常见核仁、散在的核丝分裂。作者之前的研究提示，表观遗传学生物标记物 DNA 羟甲基化 5- 羟甲基胞嘧啶（5-hmc）的"丢失"可作为一种鉴别小细胞／痣样成分的黑色素瘤与先前存在的痣细胞的有用生物标志物。

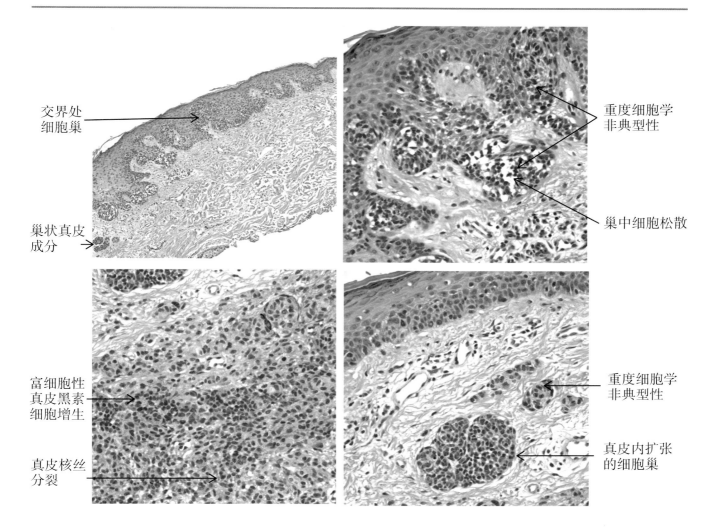

交界处
细胞巢

巢状真皮
成分

富细胞性
真皮黑素
细胞增生

真皮核丝
分裂

重度细胞学
非典型性

巢中细胞松散

重度细胞学
非典型性

真皮内扩张
的细胞巢

病例 77　恶性黑色素瘤，源自于先前存在的真皮痣

临床资料

　　病史：患者，女性，68 岁，肩部，变化中的痣。

　　临床诊断：黑色素瘤待除外。

描述

　　切片显示重度非典型复合黑素细胞肿物，浸润至真皮深层。交界处成分呈现出重度非典型细胞连续性生长模式，符合原位黑色素瘤。真皮内有两种黑素细胞成分。真皮浅层成分被一种均一的恶性大上皮样细胞成分占据，细胞核不规则、成角，核仁明显，染色质模式粗糙、凝集、呈囊泡样；符合浸润性黑色素瘤的垂直生长期。但是，真皮较深层被更小的含有圆形至卵圆形核的第二种细胞成分所占据，核仁不明显，染色质分布均匀、更细；细胞巢细胞学上无异常，支持先前存在的痣。

诊断

　　恶性黑色素瘤，浸润深度约 0.9 mm（解剖学Ⅳ级），源自于先前存在的真皮痣。

点评 / 建议

　　对本病例的常规组织学综合分析提示伴有先前存在痣的黑色素瘤具有两个不同的区域。多数病例中，痣样成分深至黑色素瘤下方，仅少数病例，痣样成分在黑色素瘤周围，或位于较中央的黑色素瘤的侧面。重要的是，往往见不到明显的黑色素瘤与更加痣样成分之间的渐变区，当出现渐变时，浸润的淋巴细胞更多地出现于黑色素瘤区域，而不是被痣细胞占据的区域。

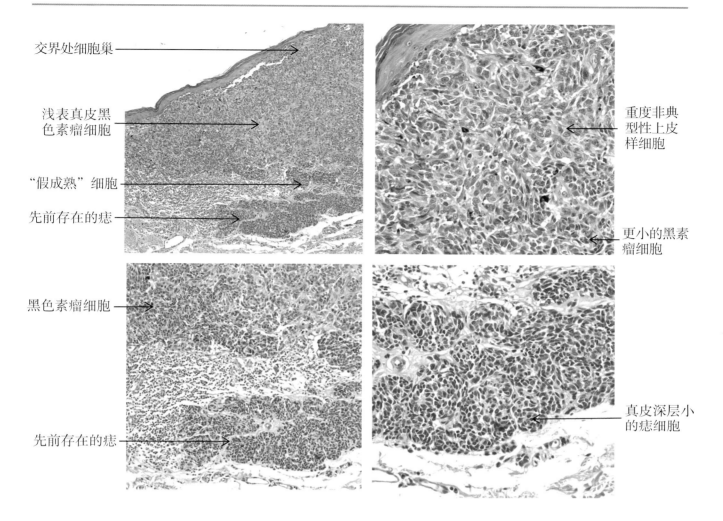

交界处细胞巢

浅表真皮黑色素瘤细胞

"假成熟"细胞

先前存在的痣

黑色素瘤细胞

先前存在的痣

重度非典型性上皮样细胞

更小的黑素瘤细胞

真皮深层小的痣细胞

病例 78　　梭形细胞黑色素瘤

临床资料

病史：患者，女性，68 岁，左上唇皮损。

临床诊断：非典型痣。

描述

切片显示主要位于真皮的重度非典型黑素细胞肿物，浸润至真皮深层，接近皮下。表皮基本没有黑素细胞成分。明显的附属器受累及斑片状淋巴细胞浸润，肿瘤细胞明显亲神经。在高倍镜下，肿瘤细胞表现梭形细胞学形态，伴有显著的细胞学非典型性。

诊断

梭形细胞黑色素瘤，浸润深度约 3 mm，广泛亲神经性至少浸润深至 1 mm，累及骨骼肌，解剖学 V 级，边缘阴性。

点评 / 建议

本病例的关键学习要点是鉴别梭形细胞黑色素瘤与结缔组织增生性黑色素瘤，因为这二者的预后截然不同。结缔组织增生性黑色素瘤也表现梭形细胞形态，但肿瘤细胞无明显的细胞学非典型性。梭形细胞黑色素瘤的预后比结缔组织增生性黑色素瘤的更差。此外，约 1/3 的梭形细胞和结缔组织增生性黑色素瘤缺少表皮内成分。斑片状淋巴细胞聚集是一个重要的诊断要点。此外，梭形细胞和结缔组织增生性黑色素瘤常为亲神经性。S100 和 SOX-10 免疫组化染色有助于显示出真皮肿瘤细胞以及神经周围浸润。

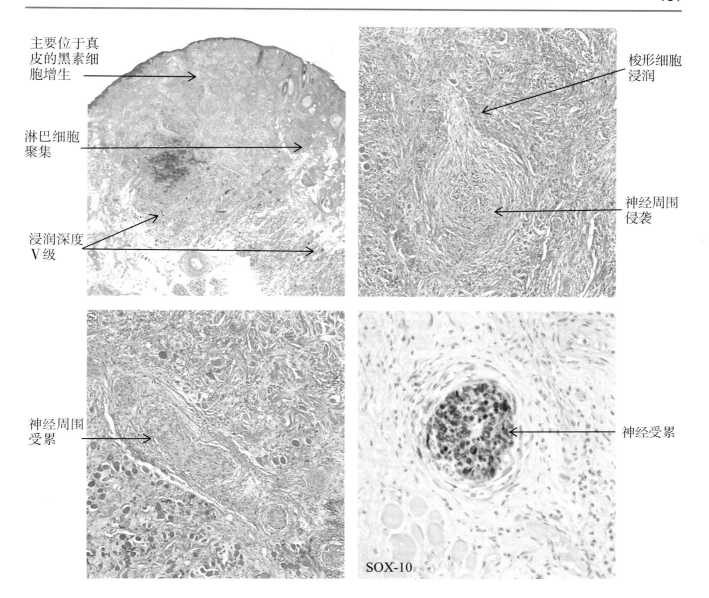

主要位于真皮的黑素细胞增生

淋巴细胞聚集

浸润深度Ⅴ级

梭形细胞浸润

神经周围侵袭

神经周围受累

神经受累

SOX-10

病例 79　重度非典型黑子样复合黑素细胞增生（非典型 Spitz 肿瘤）

临床资料

　　病史：患者，女性，43 岁，黏附性丘疹，伴有放射性条纹。

　　临床诊断：脂溢性角化症，恶性黑色素瘤待除外。

描述

　　低倍镜下，切片显示一个以细胞巢为主的，对称性皮损，伴有表皮棘层增厚，符合 Spitz 痣的结构。肿瘤由致密的梭形 Spitz 样黑素细胞的细胞束组成，呈膨胀性生长，并挤压周围基质。更高倍镜下显示细胞巢中排列着增大的上皮样黑素细胞，核仁明显。少见 Kamino 小体。

诊断

　　重度非典型黑子样复合黑素细胞增生（非典型 Spitz 肿瘤）。

点评 / 建议

　　由于成人中这样的 Spitz 样黑素细胞增生尤其难以分类，加之其切除不完全，作者认为其属于未确定恶性潜能的黑素细胞肿瘤（MELTUMP）。因此，推荐进行谨慎的再次切除以确保避免局部残留 / 复发。本例皮损显示了一些寻常的 Spitz 痣特点，比如 Spitz 样细胞学形态，表皮增生，和（或）交界处细胞巢呈"雨滴样"垂直方向。然而，也存在一些让人担心的组织学特点，与黑色素瘤重叠。这些让人担心的组织病理学特点包括较高程度的细胞核非典型性、异常的真皮片状生长、细胞成分增多、成熟现象不完全或缺如、真皮核丝分裂增多。虽然本例皮损可能没有表现出全部的非典型性组织学特点，但表现出的特点已经足够除外寻常的 Spitz 痣，但也不能确定为黑色素瘤。这样的皮损曾经被认为具有不确定的生物学潜能（亦称非典型 Spitz 肿瘤）。当转移到前哨淋巴结时，是典型的小灶、位于被膜下方，达 40% 的表型类似原发皮损。

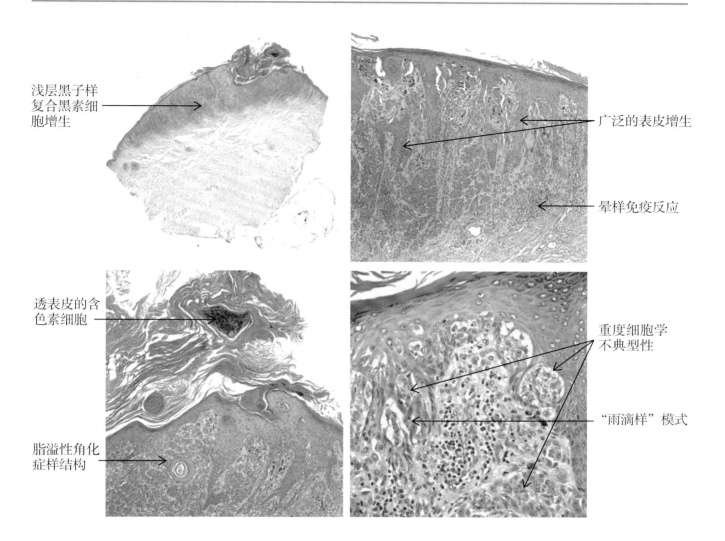

浅层黑子样复合黑素细胞增生

广泛的表皮增生

晕样免疫反应

透表皮的含色素细胞

脂溢性角化症样结构

重度细胞学不典型性

"雨滴样"模式

病例 80　　恶性黑色瘤

临床资料

病史：患者，女性，52 岁，左侧外阴皮损。

临床诊断：除外黑色素瘤。

描述

削切标本切片显示浅表黑子样复合黑素细胞增生，伴有局灶性细胞巢形成，一些区域出现表皮消耗（epidermal consumption）。高倍镜下显示重度细胞学非典型性，具有深染、粗糙的核染色质模式。但是，有提示创伤因素的特征，包括角化不全、真皮浅层纤维化及色素失禁。考虑到本例临床上皮损较大，总体上符合浅表浸润性恶性黑色素瘤。

诊断

符合恶性黑色瘤，浸润深度约 0.7 mm（解剖学 Ⅱ 级），扩展至组织边缘。

点评 / 建议

这是一例富有挑战性的病例。其细胞学和组织结构上都具有重度非典型性，累及末端边缘，并且十分靠近几个墨水标记的标本边缘。在一些区域，皮损具有浸润深度达到解剖学 Ⅱ 级的黑色素瘤特点。我们知道，在青中年女性生殖器皮肤上未确定生物学潜能的重度非典型黑素细胞痣并不少见。此类皮损持续存在，加上提示创伤的组织学特点，可能对组织学是否完全满足黑色素瘤诊断标准造成困惑。因此，对生殖器部位的黑色素瘤做出明确诊断要相当谨慎。在对活检进行综合评估的基础上，应制订进一步局部完全清除的计划，进行手术切除。

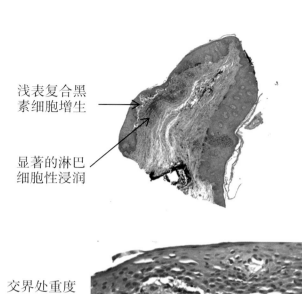

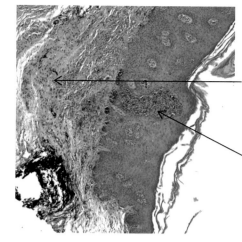

浅表复合黑素细胞增生

显著的淋巴细胞性浸润

真皮浅层纤维化

明显的黑色素合成

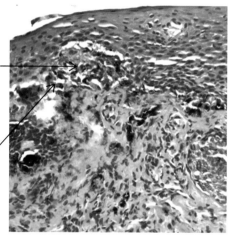

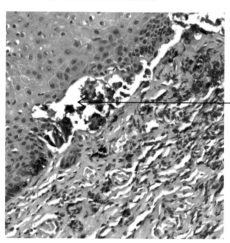

交界处重度非典型黑素细胞增生

表皮消耗改变

松散的生长模式，伴裂隙形成

病例 81 　伴有瘢痕的残留性重度非典型复合黑素细胞增生

临床资料

病史：患者，女性，31 岁，外阴活检，外院读片考虑重度非典型复合发育不良痣。再次切除黑素细胞肿物。

临床诊断：黑色素瘤（解剖学 II 级）待除外？重度发育不良性复合痣？

描述

削切活检标本显示黑子样复合黑素细胞痣，伴有中度至重度细胞学非典型性。这种程度的非典型性是其特定部位所具有的非典型性。与削切标本相比，再次切除标本，在之前手术所造成瘢痕的真皮纤维化背景之中的细胞学非典型性更令人担心为黑色素瘤。

诊断

A. 削切活检标本：

具有中度非典型性的黑子样复合痣，伴有年龄相关性上皮样细胞改变及生殖器部位特点。

B. 再次切除标本：

伴有瘢痕的残留的重度非典型复合黑素细胞增生。

点评 / 建议

综合全面考虑本例活检结果令人感到放心，因其结构及细胞学非典型性是年轻女性生殖器痣特征性的。再次切除的标本中较高程度的非典型性可能是瘢痕组织产生生长因子这一复杂因素诱导的、变形性和反应性改变的叠加作用，其增加了非典型性程度及细胞增生能力。总体上，综合考虑削切活检和切除活检的病理特点，作者相信该皮损极可能具有良性行为。相应的，如果临床上残留皮损不明显，解剖学上进一步手术在技术上比较困难，将谨慎的切除改为密切临床观察。根据作者的经验，最好在与患者仔细讨论风险和收益后共同磋商做此决定。

活检标本　　　　　　　　　　切除标本

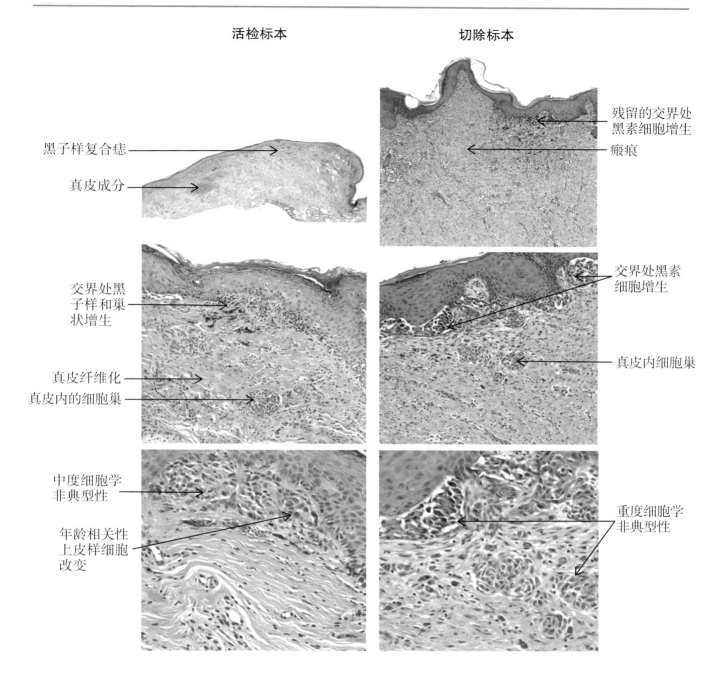

黑子样复合痣

真皮成分

残留的交界处
黑素细胞增生

瘢痕

交界处黑
子样和巢
状增生

真皮纤维化
真皮内的细胞巢

交界处黑素
细胞增生

真皮内细胞巢

中度细胞学
非典型性

年龄相关性
上皮样细胞
改变

重度细胞学
非典型性

病例 82　　恶性黑色素瘤

临床资料

病史：患者，男性，68 岁，大腿皮损。

临床诊断：变化中的痣。

描述

本例切除活检标本显示恶性黑色素瘤，其结构似真皮痣。可见广泛的溃疡形成，无表皮内成分，有符合微小淋巴血管浸润灶。在真皮成分中有一个明显不同的位于较深的成分，其细胞更小、细胞学形态较为正常，这增加了先前存在真皮痣的可能性。

诊断

A. 切除标本：

恶性黑色素瘤，浸润深度约 2.5 mm，解剖学 Ⅳ 级。

注：其他特征包括：

亚型	未定类
表皮内成分	无
垂直生长期	可见
溃疡形成	可见
消退现象	无
核丝分裂率	5/mm^2
肿瘤相关浸润淋巴细胞	无
血管／淋巴管浸润	可见
细胞类型	上皮样和小细胞
前驱皮损	可能为真皮痣

B. 腹股沟前哨淋巴结活检：

表现为单个细胞和被膜淋巴管内微转移的转移性黑色素瘤。

点评／建议

这是一例具有挑战性的黑色素瘤皮损，有可能由先前存在的真皮痣恶变而来。具有几个形态学特点可提示其侵袭性行为及不良预后。该肿瘤可见息肉状生长模式，没有表皮内成分，增加了分类为结节型黑色素瘤的可能。但是，一侧的真皮内成分延伸超过 3 个皮突。因此，按照严格标准，本例肿瘤不能分类为结节型黑色素瘤。在所有黑色素瘤中，结节型黑色素瘤仅占不到 15%，但最有可能进展至晚期黑色素瘤，占约 40% 的黑色素瘤相关性死亡。在所有黑色素瘤亚型中，与浅表播散型黑色素瘤（最常见的亚型）相比，结节型黑色素瘤导致极高的死亡数。最近在黑色素瘤研究方面的突破性进展显示，黑色素瘤的毒性与免疫系统之间存在强烈的关联。作者之前的研究显示，在年龄、性别、Breslow 厚度匹配的病例中，薄的（≤ 2 mm）结节型黑色素瘤中的肿瘤浸润淋巴细胞显著少于浅表播散型黑色素瘤的。如本例所示，并没有见到肿瘤浸润淋巴细胞。因此，结节型黑色素瘤和本病例的进展可能部分由于免疫系统识别减弱所致，其表现为肿瘤浸润淋巴细胞少于相应的浅表播散型病例。此外，本例肿瘤可见广泛的溃疡。溃疡是一种重要的形态学特点，提示预后不良，且被 AJCC（American Joint Committee on Cancer，美国癌症联合委员会）列为微分期病理参数。然而，黑色素瘤中鉴定溃疡存在内参偏倚。作者认为，只有肿瘤细胞坏死导致的"真正的"溃疡才应当被认为具有预后价值。在作者的会诊实践中，经常见到由于创伤性溃疡形成（如抠挖）所导致的分期过高的病例。

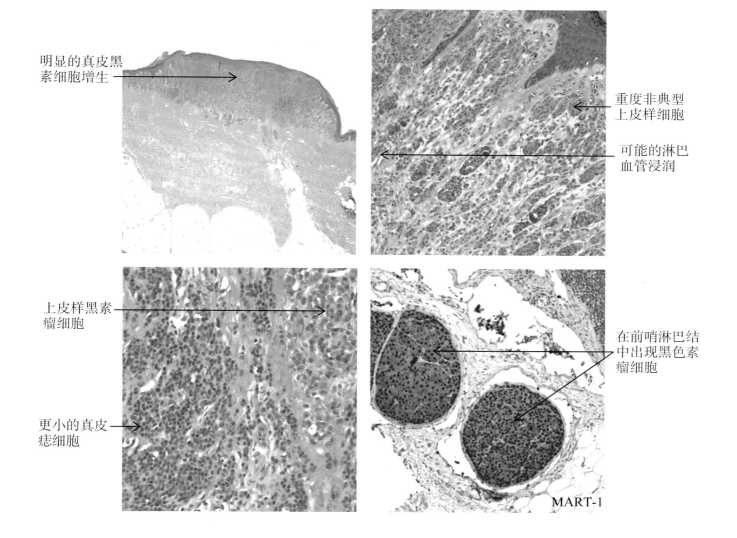

明显的真皮黑素细胞增生

重度非典型上皮样细胞

可能的淋巴血管浸润

上皮样黑素瘤细胞

更小的真皮痣细胞

在前哨淋巴结中出现黑色素瘤细胞

MART-1

病例 83　甲黑色素瘤

临床资料

患者，女性，68 岁。右第一足趾外伤后色素皮损数月。

临床诊断： 除外黑色素瘤。

描述

甲板切片显示甲板和甲床上皮广泛色素沉积。免疫组化 MART-1 染色显示黑子样交界黑素细胞增生。甲母质切片显示肿瘤浅表破溃、真皮弥漫肿瘤细胞浸润。广泛成片的梭形非典型黑素细胞增生。肿瘤细胞胞质稀疏，核深染、多形性、卵圆形–梭形，核仁明显。有明显色素合成的肿瘤细胞免疫组化 MART-1 和 SOX-10 染色阳性。

诊断

恶性黑色素瘤，浸润深度至少 0.4 mm，侵及组织边缘。

注：其他特征包括：

亚型	甲下
表皮内成分	有
垂直生长期	有
溃疡	见"点评"
消退	无
核丝分裂率	0/mm^2
肿瘤相关浸润淋巴细胞	无
神经周围浸润	未见
血管 / 淋巴管浸润	未见
显微卫星灶	无
细胞类型	上皮样
前驱皮损	未见

在某些活检的碎片中其上方的甲床上皮缺失，这可能是由于活检所致。皮损深度的测量是从活检剥脱部分开始计算。

点评 / 建议

甲下黑色素瘤是肢端黑色素瘤的一种类型，它起源于甲母质。早期诊断要求高度警惕甲板的早期纵行色素损害。研究提示增生的肿瘤细胞可涉及甲单位的任何区域，包括近端甲襞、甲母质、甲床和（或）甲下皮。由于甲母质区域比甲单位的其他区域更晚发生浸润，因此，甲下皮的浸润比甲母质的浸润更明显。纵行切除活检可获得足够的甲组织，包括甲母质，它是精确评估黑色素瘤浸润深度所必须的部分。

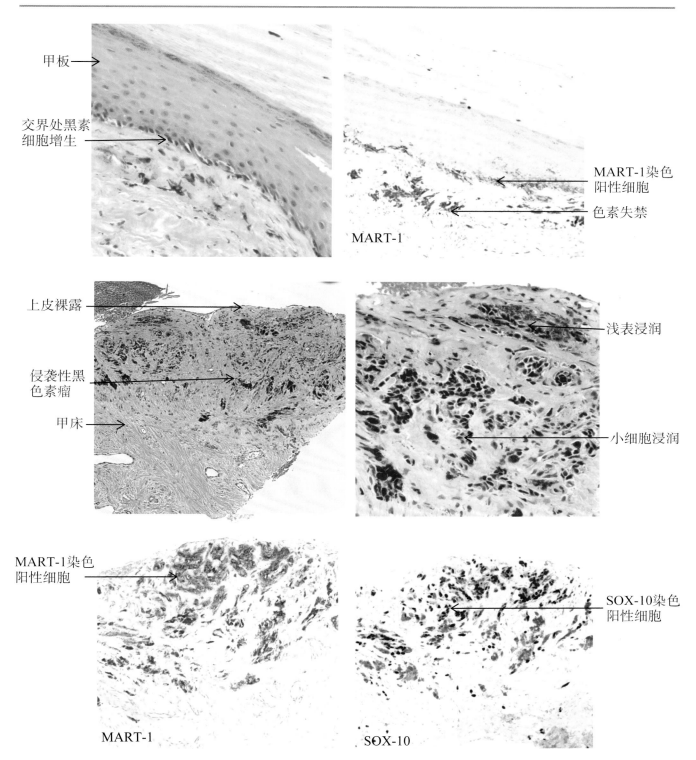

甲板

交界处黑素
细胞增生

MART-1染色
阳性细胞

色素失禁

MART-1

上皮裸露

侵袭性黑
色素瘤

甲床

浅表浸润

小细胞浸润

MART-1染色
阳性细胞

SOX-10染色
阳性细胞

MART-1

SOX-10

病例 84   痣样黑色素瘤

临床资料

病史：患者，男性，62 岁。右下胸部皮损。

临床诊断：非典型黑素细胞增生？良性痣伴突发血管瘤？

描述

切片低倍镜下显示主要位于真皮的黑素细胞肿瘤，好像是真皮痣，然而真表皮交界处可见少量肿瘤细胞成分。高倍镜下显示肿瘤细胞重度细胞学非典型性和真皮内偶见核丝分裂，符合痣样黑色素瘤。

诊断

恶性黑色素瘤，浸润深度 0.6 mm，解剖学分级 IV 级；肿瘤细胞靠近切缘。

其他特征包括：

亚型	痣样
表皮内成分	极少量
垂直生长期	可见
溃疡	未见
退行性变	未见
核丝分裂率	1 个 /mm^2
肿瘤相关浸润淋巴细胞	未见
显微卫星灶	不适用
细胞类型	上皮样 / 假痣样

点评 / 建议

低倍镜下该皮损表现为复合痣，但是细胞具有重度非典型性及粗糙的核染色质模式和不规则的核轮廓。核丝分裂活跃的痣样黑素细胞肿瘤的鉴别诊断包括痣样黑色素瘤、创伤痣、妊娠痣等。如果良性痣中有散发和偶发的核丝分裂对临床没有影响。总的来说，发现一个核丝分裂象就要及时寻找其他的核丝分裂和仔细评估结构及细胞形态学特征。如果仅发现一个核丝分裂，并且此痣的结构对称，有随深度成熟的现象，无多形现象或明显的核仁，那么它是安全的，可忽略该核丝分裂象。在浅表真皮成分偶发核丝分裂象可见于创伤痣和复发痣。

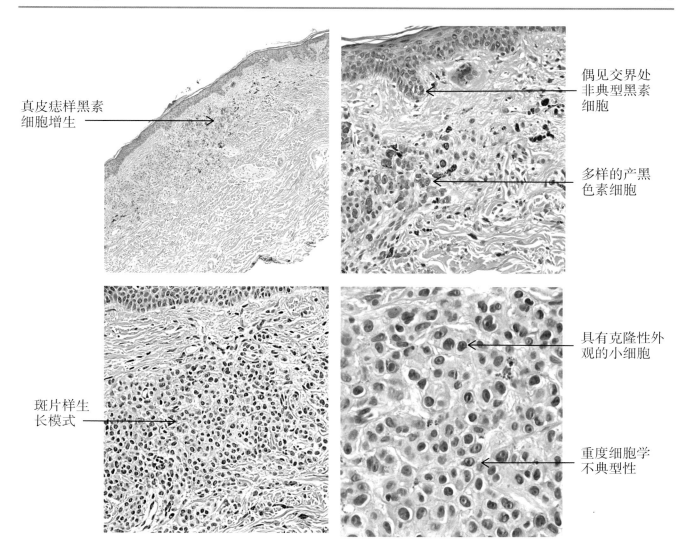

真皮痣样黑素
细胞增生

偶见交界处
非典型黑素
细胞

多样的产黑
色素细胞

斑片样生
长模式

具有克隆性外
观的小细胞

重度细胞学
不典型性

病例 85　　重度非典型复合黑素细胞肿瘤

临床资料

　　病史：患者，女性，29岁。左上肢色素性皮损。

　　临床诊断：除外非典型病变。

描述

　　切片显示主要位于真皮的黑素细胞肿瘤，具有深部穿通痣的结构特征。真皮成分由大的、非典型、多形性上皮样黑素细胞组成，核染色明显加深、染色质分布不均匀以及核轮廓不规则。上皮样细胞改变常见于较年轻的患者，然而在该皮损的上皮样细胞改变区域显示明显的重度细胞学非典型性，其严重程度超出了通常遇到的程度。

诊断

　　重度非典型复合黑素细胞肿瘤（见"点评"）。

点评 / 建议

　　这是一个少见的极难明确分类的黑素细胞肿瘤。真皮内未见核丝分裂象，尽管局灶区域 Ki-67 免疫组化染色示增生指数升高。可见局限的、不活跃的肿瘤浸润性淋巴细胞。未见溃疡及退行性变。结合上述发现，我们倾向于将这类病变界定为界限型（未确定恶性潜能的黑素细胞肿瘤，MELTUMP）伴深部穿通痣（DPN）样特征。因此，该病变需要完整切除以防局部残留 / 复发。同时需要进行严密监测和密切随访。明确的黑色素瘤可出现与 DPN 重叠的形态特征，其曾被命名为丛状黑色素瘤。

　　最具挑战的病例是少部分深部穿通痣样黑素细胞皮损，就像本例，表现为下列"非典型"的组织病理学特征，包括不对称的深部穿通痣，尤其是联合痣的一部分时，核多形性，嗜酸性的核仁，缺乏成熟现象，真皮核丝分裂（尤其是深部真皮核丝分裂）以及扩张的细胞巢和片状 / 弥漫的单一核细胞炎症。作者将这类病变命名为深部穿通痣样界限型肿瘤。这类肿瘤与较高的区域淋巴结病发病率相关，同时有进展为黑色素瘤的潜能，尽管其细胞遗传学特征是正常的。对此类皮损的患者需积极处理，不论细胞遗传学特征如何，至少要完整重新切除皮损，同时考虑前哨淋巴结活检。

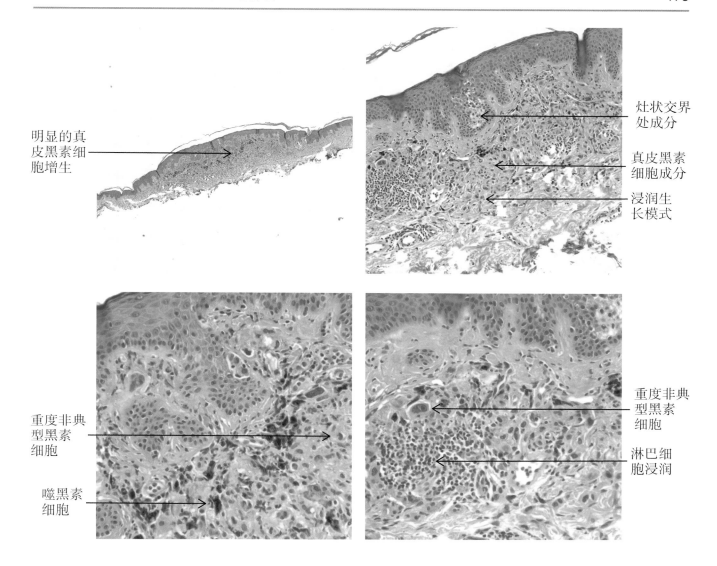

明显的真
皮黑素细
胞增生

灶状交界
处成分

真皮黑素
细胞成分

浸润生
长模式

重度非典
型黑素
细胞

噬黑素
细胞

重度非典
型黑素
细胞

淋巴细
胞浸润

病例 86　　痣细胞痣和深部穿通痣联合痣

临床资料

病史： 患者，男性，15 岁。右侧锁骨部位皮疹，近 6 周皮损发生变化，颜色加深。

临床诊断： 非典型痣。

描述

低倍镜下切片显示境界清楚、局限性、总体是对称的楔形结构，底部朝向表皮，顶端朝向真皮网状层 / 皮下组织。梭形细胞巢和上皮样细胞巢弥漫浸润周围组织，包括左侧深部皮下脂肪组织。可见大量的噬色素细胞。

诊断

痣细胞痣和深部穿通痣联合痣的一部分。

点评 / 建议

深部穿通痣是一种独特的痣细胞痣，会扩展至深部真皮或皮下组织，诊断要符合其生长模式及细胞形态学。深部穿通痣通常出现在 10 ～ 30 岁，表现为直径小于 1 cm 的单发丘疹，女性略多于男性。少于 5% 的深部穿通痣发生在 50 岁以上人群。最常见的发病部位为头部和颈部，其次是四肢和躯干。尚未见发生于掌跖部位的深部穿通痣的报道。虽然深部穿通痣通常是良性的，但它的自然史尚未被完全研究明确。一小部分此类病变呈现出在黑色素瘤中所见的非典型性特征（细胞学和结构非典型性，核丝分裂活跃）。深部穿通痣的几个形态学特征常令人产生其是恶性的担忧，在诊断过程中应注意并寻找黑色素瘤的证据。深部穿通痣的黑素细胞沿着皮肤附属器和神经血管束生长，但不破坏它们。神经周围延伸是一个常见的特征，浸润立毛肌是另一个常见的表现。因此，建议谨慎地完整切除以防局部残留 / 复发。

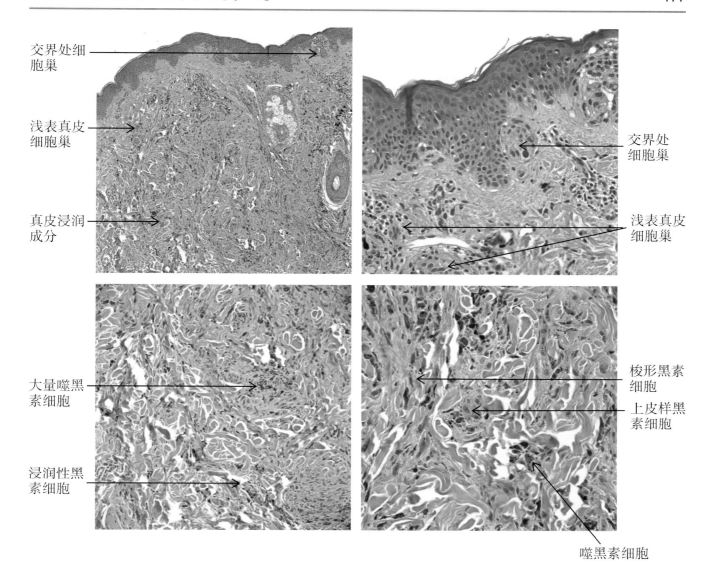

交界处细胞巢

浅表真皮细胞巢

真皮浸润成分

交界处细胞巢

浅表真皮细胞巢

大量噬黑素细胞

浸润性黑素细胞

梭形黑素细胞

上皮样黑素细胞

噬黑素细胞

病例 87 真皮痣伴晕现象（晕痣）

临床资料

病史：患者，男性，21 岁。

临床诊断：晕痣。

描述

切片显示真皮大量的痣细胞巢，真皮上部致密的单核细胞苔癣样浸润和胶原增生。无明显的真表皮交界处成分。无明显的细胞学非典型性。

诊断

符合真皮痣伴晕现象（晕痣）。

点评 / 建议

晕痣，又称 Sutton 痣。发病率约 1%，好发于儿童和青年人，无性别差异。临床表现为黑素细胞痣周围绕有无色素环。晕型色素脱失的出现与痣开始消退，整个肿瘤吸收，随后复色有关。晕痣的病理机制尚不清楚，一直认为是一种免疫性、炎症过程。有充分的证据显示，免疫学机制是黑素细胞破坏的基础：炎症性淋巴细胞浸润导致痣细胞进一步破坏。

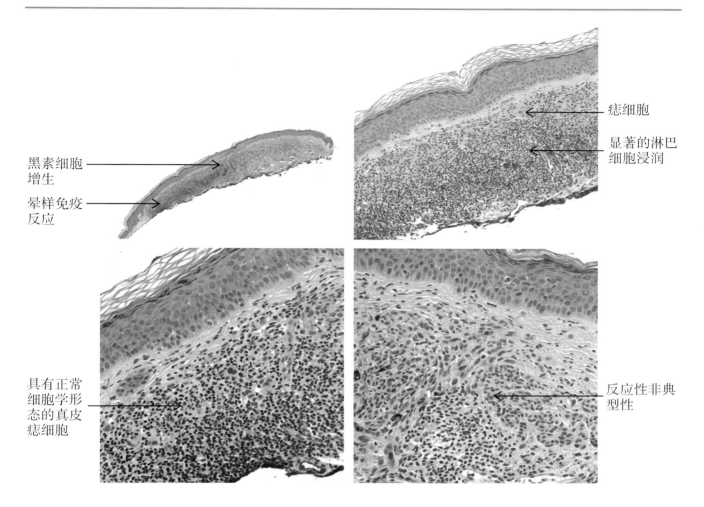

黑素细胞
增生

晕样免疫
反应

痣细胞

显著的淋巴
细胞浸润

具有正常
细胞学形
态的真皮
痣细胞

反应性非典
型性

病例 88　原位黑色素瘤，伴黑素产生和"肿瘤"消退

临床资料

病史：患者，女性，74 岁。上背部皮损，既往有日光性角化病和银屑病关节炎病史。

临床诊断：黑色素瘤？脂溢性角化症？

描述

切片显示重度非典型黑子样交界性黑素细胞增生。显著的细胞学非典型性，核大，染色质粗糙，核轮廓不规则。另外，明显的色素失禁及真皮浅层慢性炎症细胞浸润。以上变化符合真皮内肿瘤消退。病理上表现为明显的真皮纤维化，血管增生和噬黑素细胞增加。免疫组织化学染色真表皮交界处黑素细胞 MART-1 阳性，真皮组织细胞成分 PU.1 阳性。

诊断

原位黑色素瘤，伴黑素显著产生和相关的"肿瘤"消退。

点评 / 建议

该病例显示具有广泛噬黑素细胞的肿瘤消退及部分交界性黑素细胞成分。免疫组织化学染色 MART-1 和 PU.1 分别显示黑素细胞和组织细胞成分。约 10% ~ 35% 的原发性黑色素瘤可出现黑色素瘤自发消退。即便是完全自发消退的黑色素瘤，也可以发生转移，因此，出现肿瘤消退，是一个需要警惕的现象。肿瘤消退时，有几种皮肤镜特征，包括白色瘢痕样脱色区和灰蓝色胡椒粉样颗粒，代表真皮瘢痕，色素失禁和存在噬黑素细胞。组织学上，也有几种肿瘤消退类型。本例中主要表现为肿瘤黑变病样消退，意味着真皮内噬黑素细胞为主，并无太多可见的黑色素瘤细胞。这些表现提示既往黑色素瘤的痕迹，增加了现在虽不存在，但曾经发生过的可能性。

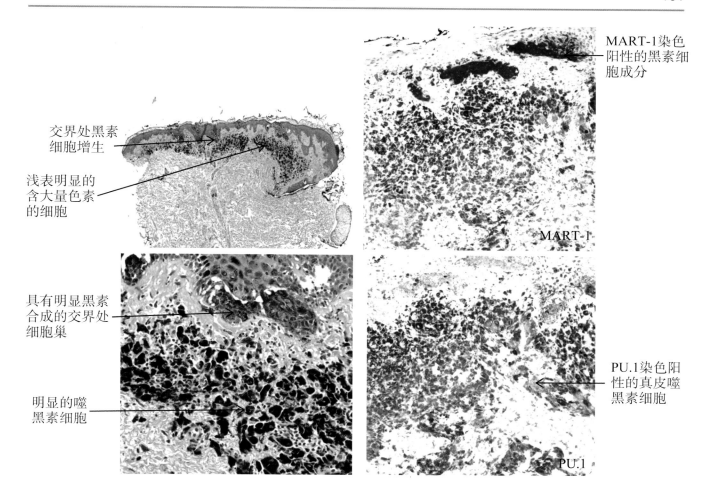

交界处黑素
细胞增生

浅表明显的
含大量色素
的细胞

MART-1染色
阳性的黑素细
胞成分

MART-1

具有明显黑素
合成的交界处
细胞巢

明显的噬
黑素细胞

PU.1染色阳
性的真皮噬
黑素细胞

PU.1

病例 89   恶性黑色素瘤

临床资料

病史：患者，男性，34岁，浅色皮肤。右上肩胛骨"非典型黑色皮损"。

临床诊断：恶性黑色素瘤待除外。

描述

切片显示严重的非典型性和主要的黑子样交界性黑素细胞皮损，符合原位黑色素瘤。真皮浅层散在非典型黑素细胞，代表早期浸润性（Ⅱ级，放射生长期）黑色素瘤。另外，真皮浅层明显的慢性炎症浸润，很可能代表肿瘤消退的成分。

诊断

恶性黑色素瘤，无有丝分裂Ⅱ级（0.6 mm），由雀斑样复合发育不良痣发展而来。

评价 / 推荐

该黑色素瘤显示一种明显的肿瘤消退样的淋巴样免疫反应，免疫反应在黑色素瘤和其来源的雀斑样复合发育不良痣的交界处突然出现，这种情况的一个关键点是，通过免疫双标 Ki-67 和 MART-1，来准确评估黑素细胞成分的增殖指数。

组织病理学上，黑色素瘤自发消退最常见的组织学特征是带状淋巴细胞浸润，真皮纤维化及真皮浅层大量的噬黑素细胞。自发消退的原发性黑色素瘤可以部分、节段性或全部被宿主免疫反应替代黑色素瘤细胞。这个宿主反应包括程度不一的致密单核细胞浸润，噬黑素细胞，和（或）真皮纤维化，真皮血管增生，表皮不同程度萎缩。值得注意的是，组织学上通常见到的肿瘤消退，而在临床上缺少相应的肿瘤消退纪录。扁平苔藓样角化病的皮肤镜影像代表消退的日光性黑子或晚期消退过程中的脂溢性角化症，表现为弥漫的灰蓝色颗粒模式，与消退期黑素细胞皮损类似。因此，这些表现应引起临床上考虑黑色素瘤完全消退的可能。

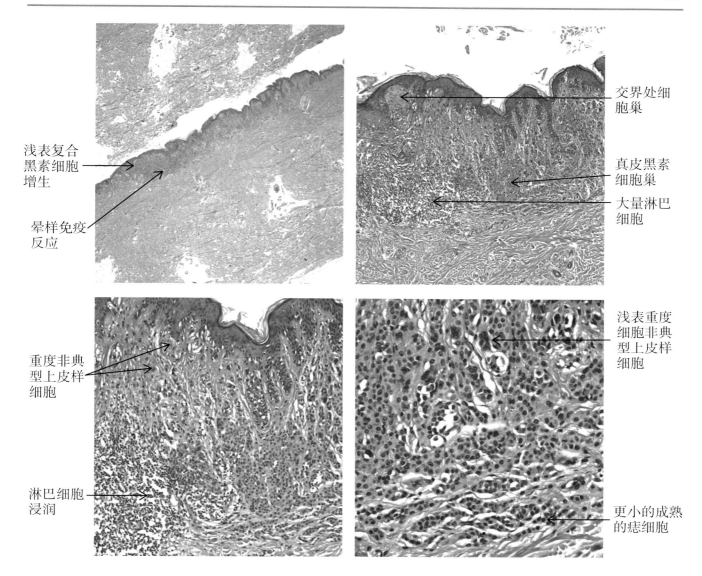

浅表复合
黑素细胞
增生

晕样免疫
反应

交界处细
胞巢

真皮黑素
细胞巢

大量淋巴
细胞

重度非典
型上皮样
细胞

淋巴细胞
浸润

浅表重度
细胞非典
型上皮样
细胞

更小的成熟
的痣细胞

病例 90　　恶性黑色素瘤

临床资料

　　病史：患者，男性，70 岁。左肩部结节状皮损。

　　临床诊断：慢性单纯性苔藓 / 结节性痒疹。

描述

　　切片显示真皮片状肿瘤结节伴重度细胞学非典型性。真皮内许多核丝分裂象，符合恶性黑色素瘤。由于表皮内成分很少，本例可能为原发性黑色素瘤或转移性黑色素瘤。需要结合临床诊断。

诊断

　　恶性黑色素瘤，浸润深度至少 2.8 mm，解剖学分级至少Ⅳ；累及切缘。

　　其他特征包括：

亚型	未定类
表皮内成分	缺失
垂直生长期	可见
溃疡	可见
退行性变	未见
核分裂率	至少 10 个 /mm^2
肿瘤相关浸润淋巴细胞	不能估计
血管 / 淋巴管浸润	可见（免疫组化 D2-40 证实）
显微卫星灶	不能评估
细胞类型	上皮样

点评 / 建议

　　CD31 和 CD34 免疫组化染色可显示肿瘤结节的血管系统。在复染的背景下可见血管样的通道。血管生成，即在已经存在的血管的基础上在肿瘤内部形成新的血管的过程，可见于黑色素瘤及许多其他癌症。另外，具有高度侵袭性和转移性的黑色素瘤细胞能够形成高度图案化（patterned）的血管通道，称作"血管生成模拟"（vasculogenic mimicry），也被称为"血管模拟"（vascular mimicry）。这些通道由基底膜基质构成，PAS 染色阳性。这些由遗传学上解除控制的侵袭性肿瘤细胞所产生的、没有内皮细胞参与的、独立的血管生成的中空管道的产生，提示预后不良。

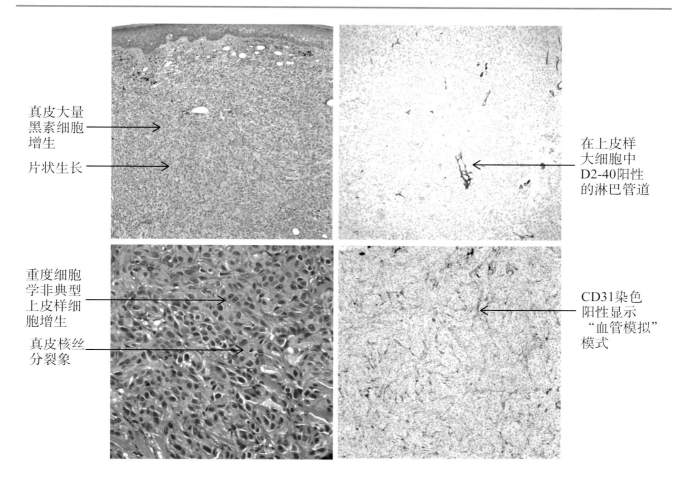

真皮大量
黑素细胞
增生

片状生长

重度细胞
学非典型
上皮样细
胞增生

真皮核丝
分裂象

在上皮样
大细胞中
D2-40阳性
的淋巴管道

CD31染色
阳性显示
"血管模拟"
模式

病例 91　炎性黑子样复合痣伴细胞学非典型性

临床资料

　　病史：患者，男性，6 岁。左小腿后外侧皮损。

　　临床诊断：非典型痣，良性痣，创伤痣。

描述

　　低倍镜下切片显示黑子样复合黑素细胞痣。角化不全、低度 Paget 样扩散以及真皮纤维化的特征提示创伤效应。高倍镜下显示细胞学非典型性。尽管非典型性部分是属于年龄相关的上皮样改变，但是，非典型性的程度超过了常见的年龄相关的细胞学非典型性的程度。

诊断

　　符合炎性黑子样复合痣伴细胞学非典型性

（详见"点评"）。

点评 / 建议

　　较小年纪儿童的痣细胞通常细胞体积增大，呈上皮样改变。本例非典型性程度是由真实的发育不良、年龄相关的上皮样改变和可能的创伤效应共同造成的。因此，达不到恶性黑色素瘤的诊断标准。由于年龄因素和可能的创伤，本例很难对细胞学非典型性进行精确评估和分级。类似皮损应切除以防止局部残留 / 复发。对患儿也需长期监测其他非典型痣的发生。

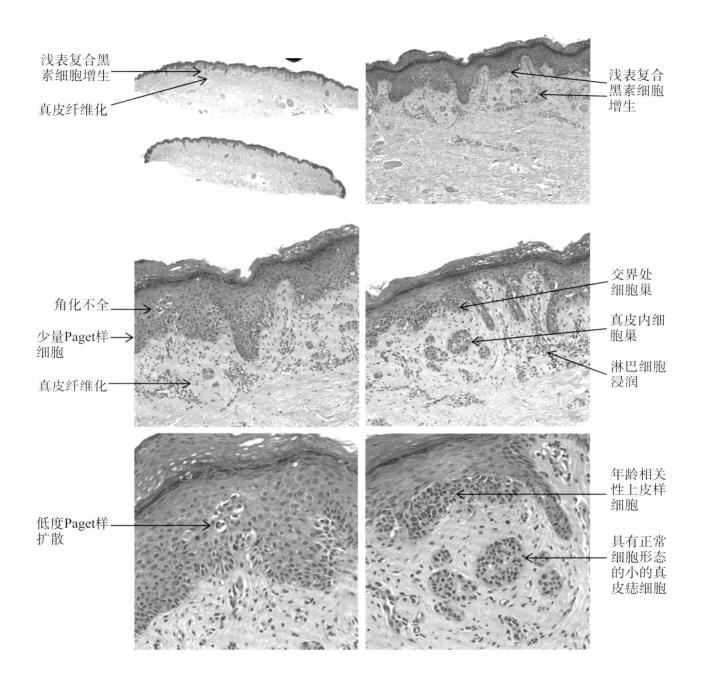

浅表复合黑素细胞增生

真皮纤维化

浅表复合黑素细胞增生

角化不全

少量Paget样细胞

真皮纤维化

交界处细胞巢

真皮内细胞巢

淋巴细胞浸润

低度Paget样扩散

年龄相关性上皮样细胞

具有正常细胞形态的小的真皮痣细胞

病例 92　　复合 Spitz 痣

临床资料

病史：患者，男性，3 岁。右面颊部的切除皮损。

临床诊断：Spitz 痣。

描述

切片低倍镜下显示结构对称的复合痣。高倍镜下，痣细胞呈典型的 Spitz 样细胞学表现，胞质丰富、双染性和细胞核增大、染色质细腻。随真皮深度增加肿瘤细胞成熟现象明显。

诊断

符合复合性 Spitz 痣。

点评 / 建议

Spitz 痣通常表现为单发的丘疹，表面光滑或疣状。溃疡罕见于 Spitz 痣而更常见于恶性黑色素瘤。Spitz 痣的颜色多样，可呈粉色、红棕色或紫红色。皮损可缓慢生长或快速生长。大部分 Spitz 痣是复合痣，10% 是交界痣，将近 20% 是真皮痣。皮损的结构特征包括对称、体积小于 1.0 cm、细胞成熟、深度浅以及少或无 Paget 样扩散（亲表皮性）。经典 Spitz 痣的外观呈底部朝向表皮的楔形，结构对称、境界清楚、色素少及血管和结缔组织增生性间质。可见明显的非典型性和核多形性。关键是要鉴别 Spitz 痣和恶性黑色素瘤，以及避免将 Spitz 痣过度诊断为恶性黑色素瘤。肿瘤底部出现细胞成熟可能是组织病理学上鉴别 Spitz 痣和恶性黑色素瘤的一个特征，但深部边缘的成熟现象可能不明显。Spitz 痣也可能见到核丝分裂。非典型 Spitz 痣是否是恶性黑色素瘤的变异型目前有争议。与黑色素瘤不同，Spitz 痣可见交界处裂隙，偶见或少见单个细胞浸润角化过度的表皮，无真皮胶原破坏。Spitz 痣可含有相似细胞核的上皮样、大的、圆形、椭圆或多角形细胞和梭形细胞。可见多核细胞。梭形细胞较长，纺锤形，嗜酸性胞质。通常同一皮损中可见两种细胞形态。观察核丝分裂象很重要，通常良性病变不出现核丝分裂象。深部的核丝分裂象常见于黑色素瘤。由基底物质组成的 Kamino 小体（嗜酸性球形小体）常见于 Spitz 痣。

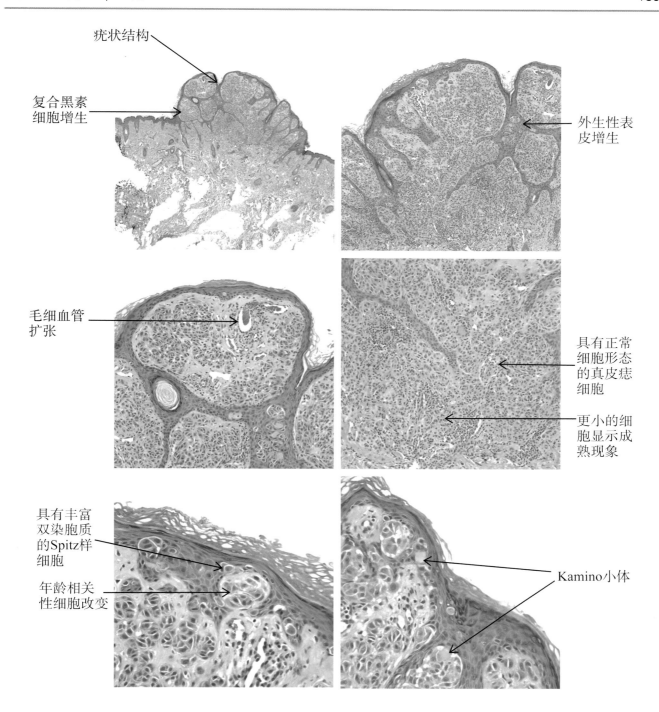

疣状结构

复合黑素
细胞增生

外生性表
皮增生

毛细血管
扩张

具有正常
细胞形态
的真皮痣
细胞

更小的细
胞显示成
熟现象

具有丰富
双染胞质
的Spitz样
细胞

年龄相关
性细胞改变

Kamino小体

病例 93　交界 Reed 色素性梭形 / 上皮样细胞痣

临床资料

病史：患者，女性，2 岁。右前臂伸侧皮损。

临床诊断：非典型 Spitz 痣样皮损。

描述

切片低倍镜下显示交界处细胞巢垂直于表皮，似"香蕉串"样，含丰富黑色素。高倍镜下，构成细胞巢的梭形黑素细胞及上皮样细胞位于表皮和真皮乳头层，不含或含少量黑色素。表皮少量低度 Paget 样扩散。

诊断

符合交界性 Reed 色素性梭形 / 上皮样细胞痣。

点评 / 建议

皮损表现 Reed 色素性梭形细胞痣的早期上皮样变异型的一些特征。在这种临床病理的背景下，此种程度的 Paget 样扩散是可接受的。Reed 痣的特征是深棕色或黑色丘疹或斑块，通常累及 30 岁左右青年女性的下肢，但是在儿童和两性青年中均可发生。色素性梭形细胞痣（Reed 痣）被认为是 Spitz 痣的一种变异型，特征性表现为色素较深的梭形黑素细胞增生，其中可能混有上皮样细胞。细胞巢垂直于表皮而平行于钉突。本病主要位于表皮或真皮乳头层或网状层浅部。常可见黑素通过角质层经表皮排出。真皮浅层可见大量噬黑素细胞。黑素细胞间也可见 Kamino 小体。Reed 痣的交界处的细胞细长、有色素、呈纺锤状，细胞核细长，有精细的染色质和小核仁。这些细胞形成细胞巢和束紧密地簇集在真表皮交界处，局灶性浸润角质形成细胞基底层上方的表皮。细胞束大小一致，膨胀致真皮乳头层增宽，极少到达真皮网状层。Reed 痣和 Spitz 痣的区别是，在 Reed 痣中，黑素丰富、梭状细胞的单一形态更明显，梭形黑素细胞更小更一致，缺乏上皮样细胞，而且其在真皮内生长是膨胀性的而非浸润性（细胞巢局限于表皮或真皮乳头层）。罕见表皮内迁移，真皮内明显的黑素和噬黑素细胞，另外有少量嗜酸性粒细胞，黑素细胞中少量核丝分裂象。然而，最主要的挑战是将这两种痣与黑色素瘤鉴别。

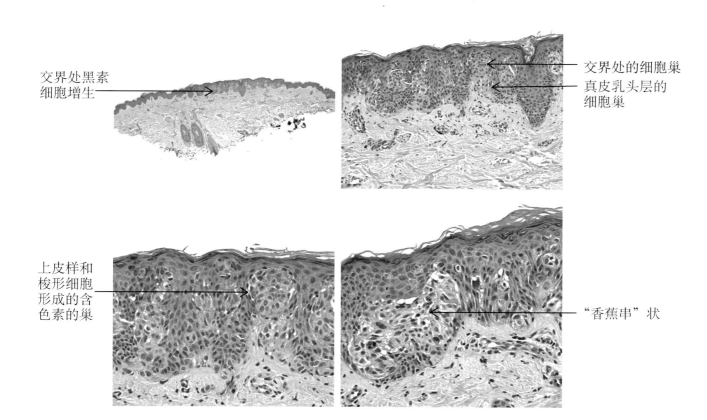

交界处黑素
细胞增生

交界处的细胞巢
真皮乳头层的
细胞巢

上皮样和
梭形细胞
形成的含
色素的巢

"香蕉串"状

病例 94　　深部穿通痣

临床资料

病史：患者，男性，28 岁。大腿皮损。

临床诊断：非典型痣。

描述

切片低倍镜下显示具有深部真皮丛状生长模式的黑子样复合痣。高倍镜下，皮损浅表成分由正常细胞学的普通痣细胞构成。而较深部成分显示痣细胞及富含色素颗粒的噬黑素细胞，符合深部穿通痣。

诊断

深部穿通痣。

点评 / 建议

深部穿通痣低倍镜下明确的形态学特征为境界清楚的、局限的、常是对称的、通常呈楔形的病变，底部朝向表皮，顶部朝向真皮网状层 / 皮下组织。然而经常可见病变的一个或多个延伸部分沿着皮肤附属器或神经血管束进入深部真皮网状层和（或）皮下组织，使病变呈丛状表现。

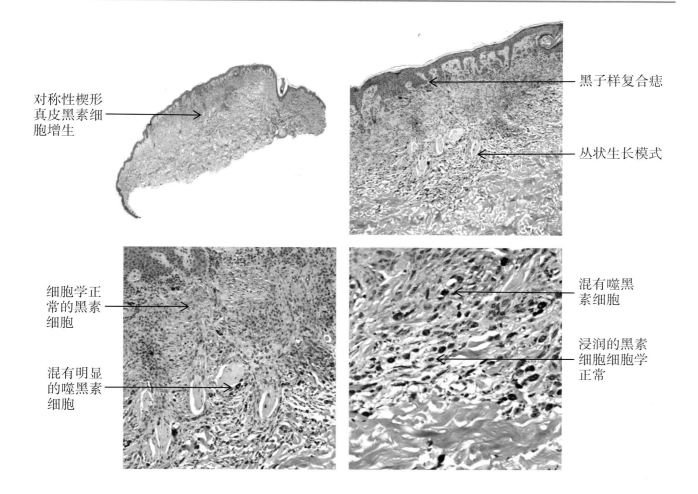

对称性楔形
真皮黑素细
胞增生

黑子样复合痣

丛状生长模式

细胞学正
常的黑素
细胞

混有明显
的噬黑素
细胞

混有噬黑
素细胞

浸润的黑素
细胞细胞学
正常

病例 95　　细胞性蓝痣

临床资料

　　病史：患者，56 岁，男性，头皮皮损。

　　临床诊断：黑色素瘤待除外。

描述

　　切片低倍镜下显示密集细胞性肿瘤占据真皮全层，基底部呈挤压性边界，也就是所谓的"哑铃"状结构。在高倍镜下，梭形和树突状黑素细胞排列成束状和结节状，并混有粗大的胶原束。核丝分裂活性低，未见坏死及明显的细胞多形性。

诊断

　　细胞性蓝痣。

点评 / 建议

　　普通性蓝痣是由位于真皮网状层含色素的树突状黑素细胞和嗜黑素细胞组成，其长轴与表皮平行。黑色素瘤罕见发生在细胞性蓝痣的基础上。在这例细胞性蓝痣中关键是要除外其恶变。恶性蓝痣往往因皮损增大而引起临床上的关注。恶变的组织学证据包括斑片样生长模式、坏死、细胞核染色深及多形性、核仁明显、过度的和非典型性核丝分裂活动以及浸润性边缘。

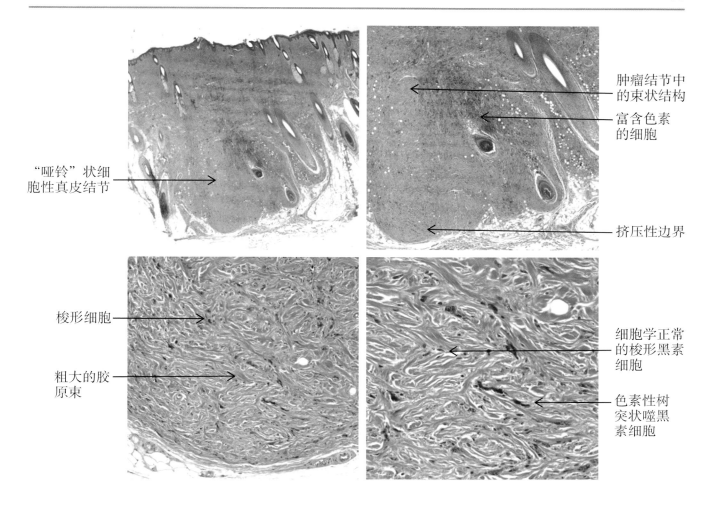

"哑铃"状细胞性真皮结节

肿瘤结节中的束状结构

富含色素的细胞

挤压性边界

梭形细胞

粗大的胶原束

细胞学正常的梭形黑素细胞

色素性树突状噬黑素细胞

病例 96　　重度非典型黑子样复合发育不良痣

临床资料

　　病史： 患者，男性，54 岁，背部皮损，外院会诊诊断"黑色素瘤"。

　　临床诊断： 黑色素瘤待除外。

描述

　　切片低倍镜下显示黑子样复合发育不良痣，高倍镜下肿瘤细胞具有中至重度细胞学非典型性。考虑到外院诊断为"黑色素瘤"，作者进行了前哨淋巴结活检。前哨淋巴结显示明显的黑素细胞成分，主要位于被膜下和小梁部位。MART-1 免疫组化染色显示出具有痣样细胞学特点的黑素细胞成分的分布。这些结果符合累及淋巴结的痣样细胞巢。

诊断

　　皮肤切除，左背部：

　　重度非典型黑子样复合发育不良痣，伴有重度非典型性表皮内成分，边缘阴性。

　　前哨淋巴结，切除：

　　淋巴结；未见黑色素瘤。

　　注： 在被膜和间隔中可见形态正常的细胞聚集灶，MART-1 阳性，较符合良性痣细胞。

点评 / 建议

　　对于新近诊断的黑色素瘤患者，前哨淋巴结活检可用于指导分级。本例误诊为恶性黑色素瘤，因此，进行了前哨淋巴结活检。由于良性痣细胞也可在淋巴结中形成"沉积"（淋巴结痣），因此，在前哨淋巴结中病理学评估转移性黑色素瘤具有挑战性。在前哨淋巴结活检评估转移性黑色素瘤时，5- 羟甲基胞嘧啶（5-hmC）免疫组化染色是一个鉴别良性淋巴结痣和转移性黑色素瘤有价值的辅助标记物。

活检标本　　　　　　　　　　　　前哨淋巴结

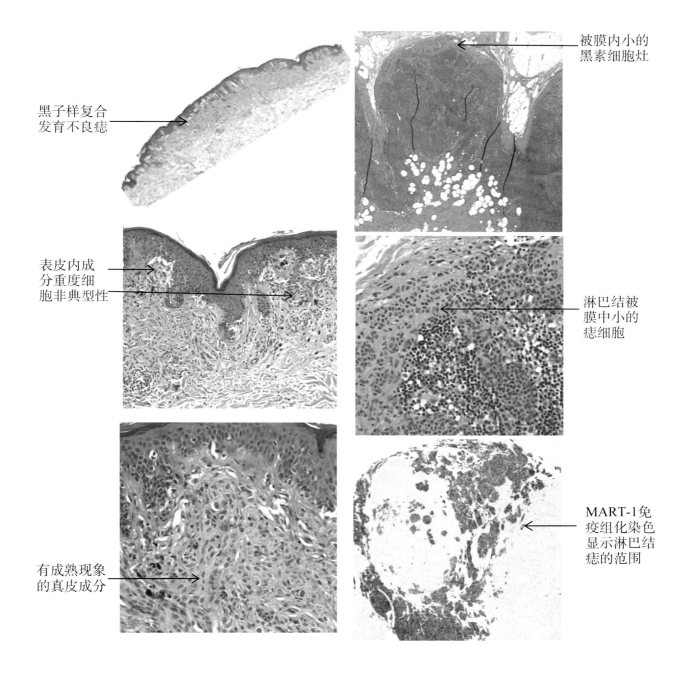

黑子样复合
发育不良痣

被膜内小的
黑素细胞灶

表皮内成
分重度细
胞非典型性

淋巴结被
膜中小的
痣细胞

有成熟现象
的真皮成分

MART-1免
疫组化染色
显示淋巴结
痣的范围

病例 97 转移性黑色素瘤

临床资料

病史：患者，男性，77 岁，靠近头皮原发黑色素瘤术后瘢痕部位的多发肤色丘疹。

临床诊断：真皮痣？无色素性黑色素瘤？

描述

切片低倍镜下显示一个真皮黑素细胞肿物，细胞学形态无明显异常，但高倍镜下一些细胞核深染，缺少细胞成熟现象。Ki-67 免疫组化染色显示真皮黑素细胞成分中核丝分裂象中度增加（未显示图片）。

诊断

非典型真皮黑素细胞增生，符合转移性黑色素瘤。

点评 / 建议

这是一个类似真皮痣的亲表皮性转移性黑色素瘤的经典案例。在原发黑色素瘤区域突然出现多发皮损的病史是诊断的关键线索。这些丘疹进行组织病理学检查显示成巢的小上皮样细胞，类似真皮痣。但是，细胞学特征——核丝分裂象多、缺少成熟现象、一些细胞核深染，提示本病为转移性黑色素瘤。Ki-67 免疫组化染色有助于证实升高的增殖指数。临床与病理相结合是作出正确诊断的关键。

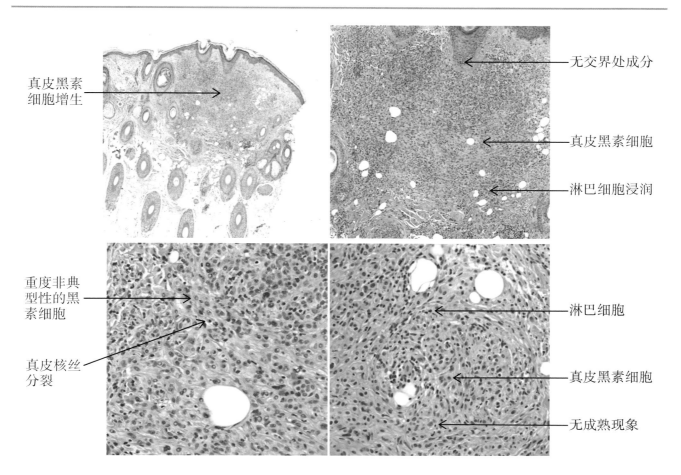

真皮黑素
细胞增生

无交界处成分

真皮黑素细胞

淋巴细胞浸润

重度非典
型性的黑
素细胞

真皮核丝
分裂

淋巴细胞

真皮黑素细胞

无成熟现象

病例 98　　恶性蓝痣

临床资料

　　病史：患者，女性，43 岁，右肘部黑素细胞皮损。

　　临床诊断：蓝痣？黑色素瘤？

描述

　　切片低倍镜下显示富含色素的真皮肿瘤结节，向皮下浸润，包围脂肪细胞。呈现出"哑铃"状细胞性蓝痣的结构。高倍镜下显示常见的蓝痣样细胞群，具有向富含细胞、束状生长模式的过渡区域。细胞丰富区域的肿瘤细胞表现出显著的细胞学非典型性、多形性，符合黑色素瘤。

诊断

　　黑色素瘤，浸润深度约 **9.0 mm**，解剖学 V 级，在细胞性蓝痣的基础上发生（所谓的"恶性蓝痣"）。每平方毫米可见 **5** 个核丝分裂象。

点评 / 建议

　　这是一个少见的发生于细胞性蓝痣基础上的恶性黑色素瘤病例。有几个色素细胞肿瘤，包括恶性蓝痣、蓝痣样黑色素瘤、起源于蓝痣的黑色素瘤具有相似、重叠的组织学特点。当清晰地见到典型的蓝痣成分时，我们常使用术语"起源于蓝痣的黑色素瘤"。"典型的"恶性黑色素瘤中预测结果的预后指标用于蓝痣样黑色素瘤 / 蓝痣伴发的黑色素瘤是否合适，目前尚未取得共识。根据作者先前在表观遗传学 DNA 羟甲基化生物标志物方面的研究结果，5- 羟甲基胞嘧啶（5-hmC）免疫组化染色可以显示先前存在的蓝痣细胞核 5-hmC 阳性，在多形性黑色素瘤细胞群中有 5-hmC 陡然转变阴性的区域。

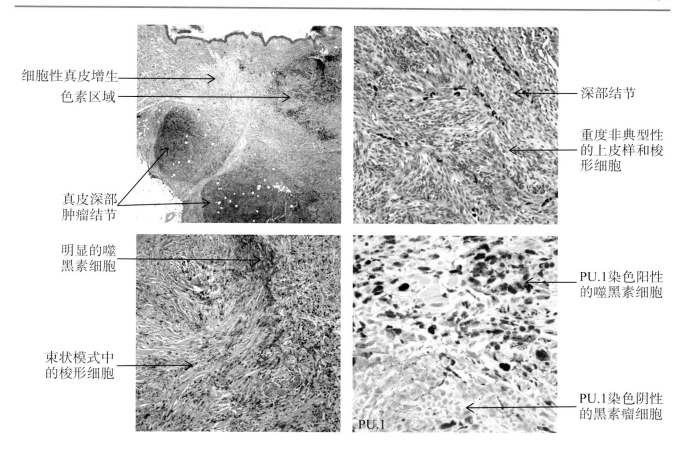

细胞性真皮增生

色素区域

真皮深部
肿瘤结节

明显的噬
黑素细胞

束状模式中
的梭形细胞

深部结节

重度非典型性
的上皮样和梭
形细胞

PU.1染色阳性
的噬黑素细胞

PU.1染色阴性
的黑素瘤细胞

PU.1

病例 99　　　恶性黑色素瘤

临床资料

病史： 患者，女性，26 岁，妊娠 24 周（有超过 100 次的日光浴史），左下腹皮损逐渐增大。

临床诊断： 黑色素瘤待除外。

描述

切片显示位于显著免疫反应区域的不对称黑子样复合黑素细胞肿物。虽然本例皮损让人想到妊娠痣中所谓的"浅表黑素细胞增生"的复合痣，但是本例皮损缺少成熟现象、核丝分裂活动显著活跃，这些表现已经超过了任何妊娠痣应有的程度。因此，这样的皮损最好考虑为黑色素瘤。需要谨慎地予以切除，保证合适的扩切范围，还要进行密切的临床随访。

诊断

重度非典型黑素细胞肿瘤，符合恶性黑色素瘤，浸润深度 1 mm，解剖学 Ⅲ 级 / 早期 Ⅳ 级；切缘阴性，但接近切缘。

注：其他方面包括：

亚型	浅表播散型
表皮内成分	可见
垂直生长期	可见
溃疡形成	无
消退现象	未见
核丝分裂率	$2/\text{mm}^2$
肿瘤相关浸润淋巴细胞	可见，活跃
血管 / 淋巴管浸润	未见
显微卫星灶	未见
细胞类型	上皮样

点评 / 建议

本例皮损背景复杂，富有挑战性。皮损是一位年轻妊娠女性的一个正在发生变化的痣。患者还有超过 100 次的人工日光浴史。尽管公众宣教应避免室内日光浴以预防皮肤癌症，但它仍然是年轻白人女性黑色素瘤的主要危险因素。因此，在更年轻患者人群中见到更多的黑色素瘤病例。我们知道，妊娠痣可出现浅表微结节，伴核丝分裂活动增加，但是，重度细胞学非典型性和显著增加的核丝分裂数符合恶性转化，尤其是其既往有大量人工日光浴史。约 1/3 诊断为恶性黑色素瘤的女性是育龄期妇女。妊娠相关的激素改变对黑色素瘤发生和发展的影响仍有争议。最近的研究显示，妊娠相关的黑色素瘤与更差的预后无关。

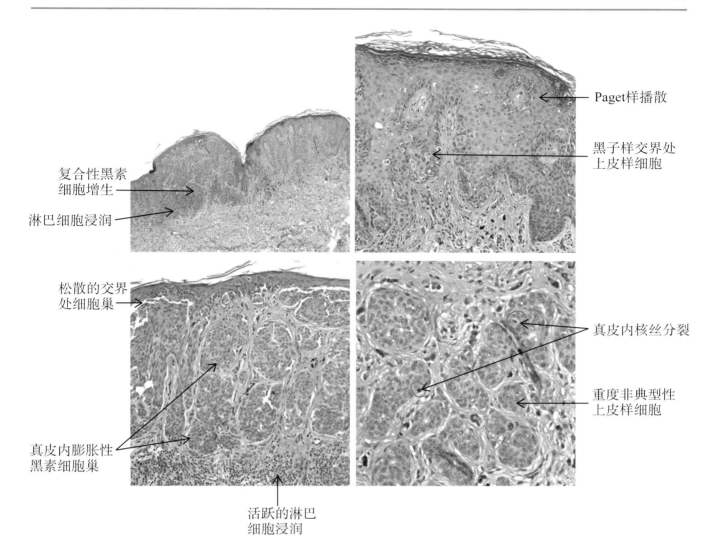

复合性黑素
细胞增生

淋巴细胞浸润

Paget样播散

黑子样交界处
上皮样细胞

松散的交界
处细胞巢

真皮内膨胀性
黑素细胞巢

活跃的淋巴
细胞浸润

真皮内核丝分裂

重度非典型性
上皮样细胞

病例 100　　转移性黑色素瘤

临床资料

病史：患者，男性，89 岁，头皮快速生长的丘疹。

临床诊断：肿瘤待查。

描述

切片低倍镜下显示一个真皮肿瘤结节，伴有显著的黏液聚积。黏液湖中漂浮着散在的肿瘤细胞。肿瘤细胞表现出明显的横纹肌样细胞学特点，伴非典型性。免疫组化染色 S100、MART-1、SOX-10 和 HMB-45 阳性，AE1/AE3、Pan-keratin、CK7、CK20、p63、TTF-1 和 CDX-2 阴性。考虑到未见病灶与表皮相连接，转移性黑色素瘤的可能性不能完全排除。

诊断

符合恶性黑色素瘤，支持转移性黑色素瘤。

点评 / 建议

原发性皮肤黏液癌非常罕见，常有黏液湖，小的嗜碱性肿瘤细胞簇漂浮其中。其主要应与具有显著黏液特征的转移癌进行鉴别，包括转移性胃肠道癌症、肺癌、卵巢癌等。因此，黏液、CK7 免疫组化阳性对于诊断原发皮肤黏液癌至关重要。其他可能性必须通过免疫组化 AE1/AE3、CK20、p63、TTF-1 和 CDX-2 阴性来除外。黑色素瘤的形态学具有高度异质性，目前已有多种形态见诸报道。像本例具有明显的黏液变的病例极其罕见。本病例是一例组织学特点类似皮肤黏液癌，S100、MART-1、SOX-10、HMB-45 黑素细胞标记物阳性确诊的转移性黑色素瘤。

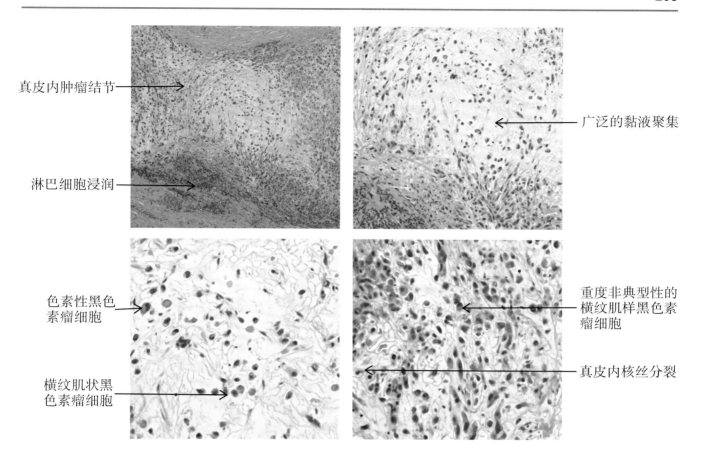

真皮内肿瘤结节

淋巴细胞浸润

广泛的黏液聚集

色素性黑色素瘤细胞

横纹肌状黑色素瘤细胞

重度非典型性的横纹肌样黑色素瘤细胞

真皮内核丝分裂